QUIETUD
LA PRÁCTICA CRANEAL BIODINÁMICA Y LA EVOLUCIÓN DE LA CONCIENCIA

CHARLES RIDLEY

DYNAMIC STILLNESS PRESS

Copyright © 2022 Charles Ridley.

Todos los derechos reservados.

Ninguna porción de este libro, excepto una breve reseña, puede ser reproducida, almacenada en un sistema de recuperación o transmitida en cualquier forma o por cualquier medio: electrónico, mecánico, de fotocopia, de grabación o de otro tipo, sin el permiso escrito del editor. Para más información, póngase en contacto con Dynamic Stillness Press.

ISBN-13: 978-1-7356244-4-0 (el libro de bolsillo)

ISBN-13: 978-1-7356244-5-7 (el libro electrónico)

Este libro no pretende reemplazar los servicios de atención médica autorizada en el diagnóstico o tratamiento de una enfermedad o dolencia. Cualquier aplicación del material expuesto en las siguientes páginas queda a discreción del lector y bajo su exclusiva responsabilidad.

Traducción al español por Julia Aquino

Maquetación del libro por David R. Sol

Diseño de la cubierta por Julia Aquino y David R. Sol

Dynamic Stillness Press es un sello de Green Tomato Publishing, LLC, Northbrook, IL, info@greentomatopublishing.com

Para contactar a Charles Ridley:

https://www.DynamicStillness.com

To the Momma

When in the morning I looked upon the light I felt in a moment that I was no stranger in this world, that the inscrutable without name and form had taken me in its arms in the form of my own mother.

— RABINADRANATH TAGORE, *GITANJALI*

A la Madre.

En la mañana cuando miré hacia la luz, sentí por un momento que no era ajeno a este mundo, que lo inescrutable sin forma ni nombre me había tomado entre sus brazos en la forma de mi propia madre.

— RABINDRANATH TAGORE, *GITANJALI.*

ÍNDICE DE CONTENIDO

Prefacio — vii
Agradecimientos — xv

Capítulo 1 — 1
LA QUIETUD Y EL ALIENTO DE VIDA

Capítulo 2 — 17
LA NO DUALIDAD Y EL ALIENTO PURO DE AMOR

Capítulo 3 — 38
LA PRÁCTICA CRANEAL PRE-BIODINÁMICA

Capítulo 4 — 51
EL MAPA DE LA BIODINÁMICA

Capítulo 5 — 68
INTRODUCCIÓN A LOS NIVELES DE DESPLIEGUE Y EL PULSO CRANEAL

Capítulo 6 — 84
LA MAREA FLUIDA Y LA CONCIENCIA PSÍQUICA

Capítulo 7 — 103
LA MAREA LARGA Y LA CONCIENCIA SUTIL

Capítulo 8 — 118
LA QUIETUD DINÁMICA Y LA CONCIENCIA CAUSAL

Capítulo 9 — 126
EL ALIENTO PURO DE AMOR Y LA CONCIENCIA NO DUAL

Capítulo 10 — 137
LA CONCORDANCIA TONAL

Apendice 1 — 171
Diagramas

Apendice 2 — 177
Destellos de la totalidad

Sobre el autor — 225
Notas — 227

PREFACIO

En Febrero de 1951, después de 50 años de trabajo craneal pionero, el Dr. William Garner Sutherland se mudó desde el medio oeste hacia Pacific Grove, California: "vivimos cerca del faro junto al mar y vemos el agua del pacífico día a día, e incluso cuando no vemos el mar...sentimos la presencia de la marea fluida".[1] Fue en esta casa junto al mar donde se encendió una nueva conciencia y nació su teoría de la biodinámica. De su despertar sólo dejó pistas, pero suficientes para marcar el camino de su descubrimiento:

> "Entonces, lee el espacio entre las líneas de humo y las huellas. También lee las líneas entre los centros fisiológicos dentro del piso del cuarto ventrículo. Con leer a través de líneas estamos sugiriendo la visión mental a través del pequeño lente del microscopio, seguido de la visión a través del enorme lente de un telescopio para observar como los elementos materiales se disuelven en el espacio infinito".[2]

En sus escritos, el Dr. Sutherland subraya palabras que transmiten información oculta, mensajes "entre líneas".[3] Aunque ocasionalmente hace fuertes aseveraciones: "la potencia de la marea...tiene más inteligencia y potencia en sí misma que cualquier otra fuerza ciega que pueda ser aplicada de manera segura desde el exterior...".[4] El Dr. Sutherland murió antes de documentar prolíficamente su más profundo descubrimiento de la biodinámica. Aun así, inscrito en su tumba, ubicada en el faro a una cuadra de su casa en el mar, el Dr. Sutherland dejó sus últimas palabras: "Estar quieto y saber". *Be Still and Know.*

Afortunadamente su esposa Adah y el pequeño círculo privado del Dr. Sutherland mantuvieron la llama del trabajo biodinámico viva. Este es un punto controversial porque el círculo mayor de osteópatas que no estaba al tanto de los descubrimientos espirituales del Dr. Sutherland a la fecha niegan que esto haya ocurrido. A pesar de la controversia su protegido el Dr. Rollin Becker portó públicamente con la llama de la biodinámica.[5] El Dr. Becker acuñó y caracterizó muchos de los principios de la biodinámica y estableció las habilidades sensoriales básicas que ponían al practicante directamente en contacto con el ritmo lento y más global de la respiración primaria que evolucionaron más allá de la Onda Craneal. Gracias a ésta caracterización hoy nos deleitamos con los elegantes refinamientos, las definiciones precisas y las aclaraciones basadas en el Grupo de Estudio de Nueva Inglaterra fundado por James Jealous y Anne Whales. El Dr. James Jealous, alumno del Dr. Becker, recopiló las conclusiones del grupo y elaboró un excelente mapa conceptualizado de la transmisión original del Dr. Sutherland. Estoy asombrado por su dedicación, y en este libro me atengo a las definiciones creadas por su Grupo de Estudio.

Aun cuando mi trabajo descansa sobre los hombros de muchos pioneros del trabajo craneal, la biodinámica que yo enseño es diferente en muchas formas.

PREFACIO

LOS DESENVOLVIMIENTOS CRANEALES SON ESTADOS DE CONCIENCIA

En los capítulos 5 a 9, presento que cada desenvolvimiento craneal documentado es un aspecto de la conciencia humana. El trabajo biomecánico clásico pasa a una práctica funcional que implica seguir la onda craneal. Por lo tanto, la práctica biodinámica comienza en un punto neutro definido como una quietud de todo el cuerpo que emana la marea fluida. La marea fluida evoluciona hacia la marea larga, que se disuelve en la quietud dinámica. Honro la transmisión final del mapa biodinámico del Dr. y la Sra. Sutherland que termina en la Quietud Dinámica: Estar quieto y saber que Yo Soy.

Sin embargo, hay otro desenvolvimiento no documentado en el campo craneal biodinámico dentro de la Osteopatía, que surge después de que las mareas biodinámicas desaparecen en la Quietud Dinámica.

EL QUINTO DESENVOLVIMIENTO - EL ALIENTO PURO DE AMOR

En la Escuela de Quietud Dinámica, hemos documentado minuciosamente un estadio adicional que surge si el practicante puede esperar en la Quietud Dinámica el tiempo suficiente para que se expanda la conciencia infinitamente y luego implosione dentro de las células. Aquí, en medio del descenso de la Quietud Dinámica dentro del cuerpo, entramos en un dominio post-biodinámico llamado Aliento Puro de Amor, sin marea.

EL TOQUE DE QUIETUD COMO UN CAMINO QUE EVOLUCIONA LA CONCIENCIA

Por lo tanto, en medio de la Presencia de la Quietud, nuestro contacto "sin mareas" es un medio para evolucionar nuestra conciencia. Aseguro esto porque los principios biodinámicos y post-biodinámicos están basados en una sabiduría ancestral. Además los últimos descubrimientos en la nueva ciencia, biología, conciencia integral, cuerpo-mente y medicina energética han ayudado a restaurar y validar las ciencias de la sanación. Esta nueva ciencia libera los principios biodinámicos de su tradición mecánica.

PRÁCTICAS DE QUIETUD

La biodinámica que descubrió Sutherland ha demostrado ser un organismo vivo en constante evolución, y sospecho que muchos practicantes craneales sienten su llamada y resuenan profundamente con sus principios espirituales, pero no saben cómo proceder. He abordado esta preocupación proporcionando Prácticas de Quietud internas derivadas de las antiguas tradiciones espirituales que te aseguran una transición suave de la práctica médica de la intervención a la práctica del no-hacer, que es esencial para la biodinámica y la post-biodinámica. Las Prácticas de Quietud junto con los ejercicios de entonación te conducirán a la puerta de la disposición neutral, una quietud de todo el cuerpo que te pone en contacto directo con la respiración primaria (llamada así porque es anterior a la respiración torácica), donde comienza la curación inherente. Este libro, por tanto, llena un vacío en el campo craneal al ofrecer una preparación no dual para el practicante.

VALIDACIÓN DEL PRACTICANTE

Este libro valida a los practicantes craneales que ya experimentan ritmos más profundos y lentos que no están en el mapa de ondas craneales y pretende ayudarles a articular lo que sienten. Cuando me encontré por primera vez con estos niveles más profundos, no tenía un lenguaje ni un mapa para esas experiencias, así que me preocupaba estar volviéndome loco. Esto me motivó a articular lo que siento, y tal vez también hable de tus experiencias.

PREFACIO

ALIENTO PURO DE AMOR - UN VIAJE SIN MAPA

Los practicantes biodinámicos que flotan en el mar del Aliento de Vida descubrirán nuevas formas de refinar sus habilidades sensoriales que abrirán las puertas aún más hacia lo que el Dr. Sutherland denominó el espacio infinito del YO SOY. Finalmente, en medio de la implosión celular del YO SOY, aprenderás a estar inquebrantablemente presente sin importar cuán intenso sea tu encuentro con el Aliento Puro de Amor.

TODOS LOS PROFESIONALES DE LA SALUD SON BIENVENIDOS Y PUEDEN BENEFICIARSE

Si eres un practicante de la salud que no está en el campo craneal, puedes beneficiarte de este libro si cumples con los principios de no-hacer que esbozo aquí, junto con la exploración de las Prácticas de Quietud de coincidencia tonal, como se apliquen a tu trabajo, puedes transponer mi presentación craneal, de modo que encaje con tu práctica de curación, ya sea acupuntura, homeopatía, psicoterapia, naturopatia, medicina, curación espiritual, trabajo corporal, movimiento, experiencia somática, etcétera. Al fin y al cabo, el Aliento de Vida hizo el cuerpo y lo cura, independientemente de la modalidad con la que opere.

En comparación con otros enfoques biodinámicos, te enseñaré a dejar la potencia libre para sanar y evolucionar la conciencia. Este es un enfoque no médico que llamo Toque de Quietud. Señalaré repetidamente por qué es importante no utilizar técnicas o intenciones eferentes, sino permanecer interiormente en tu corazón, mantener una presencia inquebrantable y dejar la curación a la potencia del Aliento de Vida y del Aliento Puro de Amor.

Por lo tanto no vas a aprender aquí lo que se conoce como biodinámica craneosacral, en donde las técnicas biomecánicas se vuelven intenciones que se aplican a la respiración primaria, esto es contrario a mis enseñanzas. Tampoco enseño la práctica de la biodinámica osteopática ya que no es mi camino.

PREFACIO

Si la práctica del Toque de Quietud como una forma que hace evolucionar la conciencia te indica tu camino (que descubrirás por tí mismo), entonces he tenido éxito. Lo que enseño no es el camino en sí sino una forma, un tapiz de los ilimitados senderos que puedes recorrer. Una vez más, hago hincapié en la no injerencia y la no intervención, para dejar que la potencia del Aliento de Vida y del Aliento Puro de Amor tenga el control total. Este libro echa un vistazo fugaz a este inefable proceso.

POST-BIODINÁMICA - UN VIAJE SIN MAPAS HACIA EL AMOR

El libro Toque de Quietud esboza una práctica post-biodinámica por la que se entra en el dominio sin mapa del Aliento Puro de Amor que no implica indagar en las mareas biodinámicas. Aunque las Prácticas de la Quietud son un reto, las recompensas son para toda la vida

NOTA AL LECTOR

Presumo que eres un practicante de trabajo craneal, y posees un conocimiento práctico de los principios craneales, la nueva ciencia, la embriología, anatomía y fisiología, pero también me doy cuenta que tal vez no sea este tu caso y el lenguaje técnico resulte una distracción. Si es así, aun puedes beneficiarte al leer este libro con un corazón abierto, esto te abrirá el acceso directo a lo que se dice entre líneas.

He aquí una práctica para sacar el mayor provecho de las enseñanzas contenidas aquí: puedes relajarte y concentrar tu atención en la quietud del centro de la cabeza. Allí puedes soltar todo lo que ancla tu conciencia en la cabeza y dejar que el despertar vaya hundiéndose hacia el corazón, mientras respiras con todo tu cuerpo desde la parte de atrás del corazón (puedes ver el capítulo 10 en donde se explica la respiración tridimensional).[6] Al leer con esta disposición podrás omitir cualquier lenguaje técnico que te

PREFACIO

distraiga de lo que se transmite a través de las palabras. Las referencias y recursos que se proporcionan pueden ayudarte a profundizar tu comprensión de este enfoque.

AGRADECIMIENTOS

Este libro ha sido traducido con mucho cariño por Julia Aquino con la ayuda editorial experta de Francisco Aquino Casal e Inés Adriana Sánchez de Bustamante. Agradezco profundamente todo el tiempo y el esfuerzo que se ha dedicado a esta excelente traducción.

EVOLUCIÓN DE LA PRÁCTICA CRANEAL

Mi primera sesión craneal me devolvió hacia una quietud interior y una noción de conexión con el Todo que había sentido por última vez en mi niñez temprana. Un solo tratamiento encendió mi amor por el trabajo craneal, que cuarenta y nueve años después arde más fuerte que nunca. Esa sesión que me reconectó con el Aliento Puro de amor fue el punto de inflexión en mi vida, y aun ahora, continúa evolucionando mi conciencia. He caminado la senda trazada por el Dr. Sutherland, al amado fundador del trabajo craneal. Empecé como practicante de biomecánica craneal moviéndome gradualmente hacia enfoques funcionales que me llevaron de forma espontánea hacia la biodinámica. Hoy practico y enseño una post-biodinámica no médica e integral que es un camino para el desarrollo, llamado Toque de Quietud. Es el título de mi segundo libro en el cual desarrollo todos los aspectos profundos que envuelve esta práctica.

En los primeros tiempos pensaba que era un experto craneal, en lugar de cometer todas las omisiones y comisiones de la práctica. Pero hoy en día estoy asombrado de la inefable calidad del aliento puro de amor y comprendo que mi experiencia descansa en saber qué no hacer.

Mi práctica actual me recuerda a mi viejo amigo y mentor Robert Johnson. A èl le encantaba estar echado en el sillón. Una mañana, entré a su sala y, claro, como siempre Robert estaba allí estirándose como un gato en el sillón. Con mis sólo treinta y tres años en ese momento le pregunté: "Robert, ¿como puedes sólo estar allí echado? ¿por qué no te levantas y haces algo?" a lo cual respondió: "Charles, he desgastado todos los cables, fundido los fusibles y quemado el generador de energía. Esto es todo lo que queda. No hay nada que hacer". En ese tiempo no entendí a Robert, lo entiendo ahora. Creo que el Dr. Sutherland sentía lo mismo que Robert ya que sus últimas palabras *Be Still and Know* / Estar quieto y saber, lo reflejan, a lo cual su esposa Adah añadió en su epitafio: Yo Soy.

"Be Still and Know I AM": Estar quieto y saber que Yo Soy". Articula de manera sucinta todo el mapa de la biodinámica osteopática. Una vez que desciendes en la quietud interior, el Aliento puro de amor murmurará en tu corazón, llenará tus células de quietud y podrás entrar en el campo vivo que pulsa en el nodo sinoauricular del corazón. Cuando entras en este dominio post-biodinámico en comparación con el biomecánico, funcional y biodinámico, no hay literalmente, nada que hacer. Es el momento de relajarse, esperar y disfrutar, mientras el Aliento Puro de Amor respira íntimamente la presencia de la quietud en tus células y te llena de un amor incondicional que despierta tu corazón como órgano de percepción.

Estar quieto y saber que Soy Amor

Charles Ridley
Asunción de María 2022, Puerto Vallarta

CAPÍTULO UNO

LA QUIETUD Y EL ALIENTO DE VIDA

> Who will teach us to give birth to our souls, to be a life-giving creative centers of energy, instead of death-dealing centers of inertia?
>
> — CAMILLE CAMPBELL, MEDITATIONS WITH TERESA DE ÁVILA

> ¿Quién nos enseñará a dar a luz nuestra alma, a ser centros creativos de energía que dan vida en lugar de centros de inercia que tratan con la muerte?
>
> — CAMILLE CAMPBELL, MEDITACIONES CON TERESA DE ÁVILA

El aliento de vida permanece en la quietud y respira el fuego de todo lo que es creado. El aliento de la naturaleza se mueve en oleadas dentro de una matriz que conecta a todos los organismos vivos en un libre movimiento de vida. La respiración es la Madre, la quietud el Padre y juntos crean un proceso polarizado que organiza el Todo Viviente. En esta matriz cada cambio sutil en una de las partes afecta y modifica otras partes. Las fibras interconectadas emergen desde la tensión dinámica de opuestos entre la quietud no manifestada y la forma que se expresa. En la tradición hindú, la Quietud Dinámica es una comunión entre *Shiva* y *Shakti*. *Shiva* es el espacio libre, ilimitado, en el cual *Shakti* puede expresar su ser infinitamente. A través de su eterno abrazo amoroso, la danza infinita celestial de los dos, la realidad creada surge.[1]

La red de vida resuena íntimamente con el campo del corazón, por lo tanto no puede existir sin afectar todo, y al mismo tiempo siendo afectada por el todo. Quién tu eres, lo que piensas, sientes, dices y haces crea olas y temblores que modulan la tensión en los sublimes hilos de la vida. Un temblor conduce a otro y crea más movimiento, todo lo cual cambia constantemente los sutiles tonos dentro de esta matriz universal, que constantemente está evolucionando en un nuevo orden desde el caos siempre cambiante.

La danza eterna en la cual el caos se disuelve en la quietud para expresar un orden renovado es la vida. La noción de que estamos separados de cualquier parte del universo es un pensamiento dualista, y es una percepción distorsionada de la realidad.[2]

Tú estás tan íntimamente conectado con la vastedad extensa de la Quietud Dinámica como la quietud infinitesimal dentro de cada partícula subatómica en tus células. El Aliento puro de amor unifica ,nos contiene y a la vez *es* nosotros como un pez en el océano, y la vida sin ella resulta absurda.

Los objetos, situaciones y seres vivientes no están separados, esta noción se contradice a sí misma.[3] Coherencia significa que resuenas con tu singularidad y eres a la vez parte integral del todo. Dado que tu corazón es coherente con "todo lo que es," cuando dejas que la vida fluya libremente a través de ti esto es salud. Cuando controlas el ir y venir del flujo de la vida no sólo sofocas tu corazón, más allá de eso, como indica la Dra. Mae-Wan Ho, autora de El Arcoíris y el Gusano: "cuando el flujo de vida es interrumpido se instala la desintegración y la muerte comienza".[4]

Elegir las opciones que te aíslan de experiencias incómodas a menudo causa un doloroso choque con la realidad. Cuando discutes en contra de la totalidad de la vida, ¿quién sale ganando?

No es posible instalar un mundo privado sin despertar patrones de inercia que causan sufrimiento para ti mismo y para otros así como a la totalidad de la Matriz Divina. Qué tan intensamente creas que "estás separado del todo" determina la fuerza de tu oposición al flujo sagrado de la vida y lo profundo de tu sentimiento de desintegración de la completitud ordenada de la vida, De hecho es la profecía de bastarte a ti mismo, Quedar atrapado en esta errónea concepción llena tu vida de sufrimiento.[5]

¿QUÉ SON LOS PATRONES DE INERCIA CRANEAL?

En el trabajo craneal, cualquier elemento de estrés, metabólico, físico, psíquico o espiritual, que interrumpe el movimiento sano que pulsa en el cuerpo, crea patrones de inercia. El cuerpo responde al estrés con reflejos protectores designados para aislar sus efectos adversos. Pero esta respuesta de estrés contrae la "substancia líquida primordial" que es la matriz a través de la cual la vida se comunica con tu cuerpo. Cuando el estrés vuelve esta substancia o líquido primordial en gel y se densifica, el pulso de vida se interrumpe lo cual produce patrones de movimiento inertes que transmiten señales asincrónicas a las membranas celulares creando así disfuncionalidad en el cuerpo.

Mientras los recursos de salud del cuerpo se vean sobrepasados, el estrés permanece y la matriz se ve impedida de romper libremente estos patrones predeterminados. Irónicamente la energía que mantiene esta inercia en los patrones de movimiento es tomada de la energía almacenada en el cuerpo, la misma energía que podría estar incrementando su vitalidad. Este drenaje constante tiene efectos adversos en el campo cardíaco, el área responsable de orquestar coherentemente la salud del sistema cuerpomente. A mayor pérdida de energía aquí, mayor será la disminución de las capacidades de cohesión de tu campo cardíaco. Mientras tanto las señales asincrónicas enviadas por esta matriz densificada van cerrando las puertas de las membranas celulares: cesa el proceso de ósmosis, se pierde la homeostasis, la salud se desintegra y los síntomas de enfermedad aparecen. Esta espiral descendente continúa indefinidamente en patrones de inercia que no se han detectado aún, la forma en que se resuelvan dependerá del acercamiento del practicante.

LAS FRONTERAS DEL TRABAJO BIOMECÁNICO

Antes de continuar es importante entender que todo organismo vivo requiere una fluidez de desarrollo para asegurar su formación coherente, sincronizada con el todo, o no sobrevivirá.

Un fractal describe un patrón de desarrollo exacto que se repite millones de veces con mínimas variaciones cada vez permitiendo a un organismo adaptarse con precisión a su ambiente. El fractal opera dentro de los campos metabólicos para crear las funciones y formas necesarias para la continuidad de la vida del organismo, tal como lo caracteriza el arquitecto Christopher Alexander:

> "Un organismo en crecimiento usa un proceso de transformación... a través de la acción de ciertos campos químicos (metabólicos)... esto alienta o inhibe el crecimiento... este proceso de crecimiento diferencial gradualmente genera un todo en crecimiento. Al tiempo que el crecimiento ocurre los campos químicos cambian, así esta "misma" transformación, guiada por la "misma" regla tiene efectos que varían cada vez que este proceso ocurre. De este modo, la aplicación repetida de la transformación, guiada por las concentraciones cambiantes en los campos químicos va diciéndole al organismo como cerrar estos procesos en busca del estado de equilibrio".[6]

Anteriormente, cuando practicaba el trabajo craneal biomecánico, hacía una prueba del movimiento craneal y sus patrones de inercia en el paciente, y después aplicaba la técnica craneal para corregir la lesión. Este proceso eferente, llamado secuencia de lesiones, se repetía para tratar varias lesiones progresivamente, basado en los principios mecánicos de estructura y función. Después de tratar a unos 20,000 pacientes a lo largo de quince años, descubrí que resolver una lesión a la vez en medio de un abanico inimaginable de patrones fractales me enfrentaba a una tarea imposible. Para empezar, esta técnica introduce vectores lineares biomecánicos en el movimiento fractal del cuerpo del paciente. Seguido a esto los patrones de inercia están incrustados en muchas capas del sistema mente-cuerpo del paciente (huesos, membranas, músculos, tejido conectivo, órganos, fluidos, meridianos, *chakras* y demás), pero la biomecánica sólo toma en cuenta los tejidos. Aún más el ritmo de nuestro moderno estilo de vida constantemente inunda al cuerpo con más factores de estrés que van creando más lesiones, a las cuales nuestro cuerpo debe adaptarse. La consecuente alteración de la salud transfiere caos a la matriz mente-cuerpo que rompe la organización fractal y el equilibrio coherente colapsa. Finalmente me di cuenta de que nadie es tan sabio o capaz para resolver esta complejidad fractal con suficiente precisión para poder al mismo tiempo tratar con una lesión a la vez.

¿Podrías tu descifrar este grado de complejidad? Antes de que respondas si considera esto: cada factor de estrés, sin importar cuan insignificante sea, fuerza una adaptación fractal en la totalidad del cuerpo, pero como parte de esta adaptación, la substancia primordial se contrae transmitiendo inercia al sistema completo mente-cuerpo.

> *Cualquier intervención, incluyendo correcciones craneales, produce un efecto en todo el cuerpo del paciente. Por lo tanto, cada cambio linear que hagas en el cuerpo del paciente inicia una amplia adaptación fractal que bien incrementa o disminuye el estrés en su sistema completo cuerpo-mente. (Ver Apéndice 2)*

Anteriormente creía que mis técnicas biomecánicas producían un efecto saludable. Ahora sé que esto era una fantasía. Ningún cambio corporal inducido por un practicante puede tener siempre un efecto positivo. Me ha tomado 33 años de estudios combinados con práctica el aceptar esto, aun cuando ya me lo había probado a mí mismo en 1978 cuando fui parte de un grupo de estudio en Naturopatia Segmental. En resumen, lo que voy a describir a continuación es la base sobre la cual descansa mi actual comprensión de la biodinámica.

El experimento del que participé consistía en usar tiras de cristal líquido que cambian de color al ser expuestas a variaciones de temperatura en la columna vertebral de un paciente, documentando la simetría de la organización segmental vasomotora en el control de la temperatura de la piel. La temperatura de la piel refleja la función automática del sistema nervioso; una asimetría termal refleja mecanismos vasomotores defectuosos. Por lo tanto esta lectura refleja cuan organizado esta el sistema nervioso autónomo, y cuan efectivamente integra la función segmental sana a través del cuerpo.

Después de registrar estas lecturas un experimentado practicante ofrecía una manipulación espinal seguida de un tiempo para que el cuerpo del paciente se adaptara, y después se tomaba una lectura de seguimiento con las barras de cristal líquido evaluando los cambios en el grado de organización del sistema segmental. Los resultados nos dejaron en estado de shock: algunas veces el ajuste espinal producía una gran coherencia vasomotora (salud), pero otras veces la intención causaba una significativa desorganización autónoma (enfermedad).[7]

Los resultados de este estudio sacudieron nuestras creencias de que una intervención experimentada por un profesional altamente calificado en el área de la salud siempre llevaría hacia un mayor grado de salud. Es este mismo grado de riesgo probable, la inhabilidad de controlar o de saber de antemano si una intervención producirá más estrés o más alivio, lo que limita los tratamientos craneosacrales biomecánicos. Es por esto que mi propuesta va hacia el otro lado: dejar que el poder que ha creado el cuerpo sea el mismo que lo cure.

QUIETUD

BIODINÁMICA: EL ALIENTO DE VIDA COMO EL PODER SANADOR DEL CUERPO

Afortunadamente, a través del trabajo craneal biodinámico tenemos una alternativa al enfoque de la intervención biomecánica de tratar una lesión craneal a la vez. Para esto te pido que me sigas mientras explico la práctica de la biodinámica que es simultáneamente un proceso no lineal. Si esperas pacientemente mientras te sumerges en la quietud de tu corazón, estarás de manera inherente conectándote con la quietud en tu paciente. Cuando estos dos grados de quietud se unen, *fulcrum* con *fulcrum* (punto central de contacto, ver apéndice 2), este movimiento inercial se transforma en quietud, lo cual calma la transferencia de patrones destructivos en el cuerpo del paciente. Dentro de este estado neutral, como se llama, la quietud emana desde la línea media o central del paciente y relaja o contrae la sustancia primordial en su cuerpo. La ligereza, que es inherente a la quietud crea un estado de flotación boyante que expande el espacio, detiene el tiempo o lo vuelve más lento, y desengancha el movimiento inercial creado por la matriz endurecida del cuerpo. En este punto, la resonancia de la respiración primaria, el campo energético auto organizado que creó el cuerpo, se sincroniza tonalmente con la matriz y la vuelve de un estado de gel a un fluido que puede entonces correr libremente con el movimiento de la salud.

Como un líquido, la matriz fluye con la respiración primaria, su movimiento fluido refleja con precisión los signos que se le transmiten directamente como información del estado de salud hacia las células. Las proteínas receptoras y efectoras en las membranas celulares son las unidades fundamentales de conciencia dentro de la célula por medio de las cuales las proteínas reciben señales y responden rápidamente reorientando la posición y función de la célula. Es por medio del tono de estos signos de resonancia que el Aliento de Vida comunica información sobre la salud a la matriz líquida del cuerpo, que después transfiere estas señales a las proteínas contenidas en las membranas celulares. Esta membrana instruye entonces a la célula para realizar una determinada función: dejar entrar lo que nutre y sacar todo lo que no necesita. Revierte la polaridad, transcribe una nueva proteína, libera una hormona o neurotransmisor, cambia la posición de la célula, cambia la forma de la célula, se duplica, se disuelve y así sucesivamente.

Pero cuando el estrés vuelve a la matriz líquida en un gel rígido, los correspondientes patrones de movimiento inercial alteran las señales enviadas por la respiración primaria, distorsionando la transferencia de información a la célula. Se altera el tono saludable, y la membrana celular se confunde con estas señales desorganizadas. Para protegerse a sí misma la membrana celular cierra sus puertas. Esta respuesta no sólo disminuye las capacidades de percepción celular, sino que también genera una actividad celular disfuncional y distorsionada. Al contrario, cuando la sustancia primordial vuelve a su estado líquido, puede transferir de manera precisa el movimiento saludable y la función metabólica lo cual restaura la sana dinámica espacial y de funcionamiento de las células.[8] Una vez que el balance funcional es reestablecido, las células cambian físicamente su forma, se reorientan a sí mismas hacia el eje longitudinal de la resonancia del campo bio-magnético, la línea media. Esto pone a las células de vuelta en contacto directo con la respiración primaria, por lo cual pueden ahora expresar un estado de movimiento fluido y sano que no se repite.[9]

El estado saludable a nivel celular también realza la coherencia del campo cardíaco y por lo tanto mejora su habilidad de orquestar las modulaciones fractales que son requeridas para distribuir la función sana a través de todo el sistema cuerpomente (ver apéndice 2).

Puedes sentir esta coherencia corporal en tu paciente como un movimiento fluido que va y viene como protoplasma líquido.

Cuando el movimiento inercial se vuelve sano, la desintegración, la enfermedad y la muerte celular regresan a un estado de completitud organizada, esto es la transmutación. El poder de restaurar la coherencia en un organismo estresado es una función característica de la vida.

Enseño a los practicantes a honrar esta transmutación y dejar que la salud se reestablezca a sí misma dentro de la quietud. Cuando un practicante biodinámico conecta con su paciente de esta forma, está accediendo al misterio de una matriz viviente. En palabras de James Oschman, autor de Medicina Energética, la matriz es una: " red continua y dinámica supramolecular, que se extiende hasta cada rincón y espacio del cuerpo: una matriz nuclear dentro del tejido conectivo de la matriz. En esencia, cuanto tocas un cuerpo humano, estás tocando un sistema interconectado continuamente, compuesto virtualmente por todas las moléculas en el cuerpo que se alinean juntas en una intrincada red".[10]

LA EMBRIOGÉNESIS: EL PODER DE LA TRANSMUTACIÓN

Originalmente, la palabra transmutación ha sido usada para describir un proceso alquímico en el cual el operador combina plomo con sustancia esencial, la *prima esentia*, para convertir en oro el plomo. Cuando la aplicamos a la biodinámica, la trasmutación significa el elevar una sustancia de un orden de coherencia a un orden superior. Por ejemplo cuando dos células, huevo y esperma, se unen para crear un ser humano compuesto a su vez por trillones de células que funcionan coherentemente como una unidad, estamos presenciando el poder transmutador de la embriogénesis.

La transmutación comienza con la concepción: una invisible señal electromagnética emerge como un campo energético toroidal desde el protoplasma embriogénico. Esta señal, que irradia y pulsa en oleadas, es el patrón embrionario primordial que forma las bases para el auto reconocimiento del sistema inmunológico (la habilidad de reconocerse desde una función vital no propia, cuando una sustancia extraña ha entrado en el embrión es identificada por el sistema de auto reconocimiento, esto puede dictar una respuesta inmunológica y ayudar al embrión a sobrevivir). Durante las dos semanas que siguen a la concepción el embrión es un protoplasma amorfo. No posee estructuras, es una matriz cristalina líquida. Entonces, cerca del día 14 su patrón único procede a organizar las células y produce una línea visible en el centro, llamada la línea primitiva, y así es como aparece la primera línea media visible.

LA LÍNEA MEDIA: EL CENTRO DEL DESARROLLO EMBRIONARIO

El centro de esta línea primitiva es la quietud. Envuelto en esta señal hay un campo holográfico electromagnético que combina la gravedad con la levedad para dirigir los fluidos con una inteligencia infalible. Este campo pulsante orquesta todos los movimientos de desarrollo del embrión (Blechschmidt define los movimientos de desarrollo como movimientos submicroscópicos metabólicos que se manifiestan kinéticamente interdependientes de la posición o forma, y de la estructura interna de los órganos).[11] La respiración primaria es la inteligencia que genera suficiente potencia para encender estos giros y remolinos intencionales en los fluidos embrionarios que en nueve meses se desarrollarán en un ser humano completamente formado.

Una vez activado, este movimiento o pulso fluido atrae moléculas específicas y las guía en forma precisa desde el caos periférico hacia la quietud de la línea media. La línea media opera como si fuera un pulmón que respirara las instrucciones para el desarrollo dentro del protoplasma embrionario. Esta respiración provee el poder motivador o la potencia por medio de la cual las moléculas son ordenadas espacialmente en formas geométricas y arregladas dentro de campos metabólicos que sirven de molde para las estructuras anatómicas.[12] Al mezclarse las moléculas, sustancias específicas se unen formando grupos dentro de los campos geométricos que se han formado. Las sustancias se congregan y transmutan en una variedad de combinaciones y forman dos capas de tejidos: el ectodermo y el endodermo. La subsecuente polaridad intensificada entre el ectodermo y el endodermo hará las veces de horno, proveerá el fuego que forma una tercera capa central llamada mesodermo.

La intensidad polarizada urge la rápida proliferación del mesodermo y crece como el tronco de un árbol desde la línea primitiva para convertirse en una línea media estructural. El notocordio. El mesodermo se divide entonces en ramas buscando en cada célula del cuerpo y creando una matriz viva o sustancia primordial a través de la cual es posible la comunicación veloz entre todas las partes. Los movimientos de desarrollo de la línea media pulsan a través de la matriz líquida cristalina para dirigir coherentemente a las células. Mientras tanto el endodermo ha creado un tubo digestivo y el ectodermo forma el tubo neural que se une con la notocorda y forma tres líneas medias contiguas, cada una con una función de desarrollo particular en la creación del cuerpo.

La notocorda o cuerda dorsal es el centro de comando. Es el que va a segmentarse (de arriba hacia abajo) para convertirse en unidades embriológicas, a través de éstas unidades las tres capas de células se van diferenciando como precursoras de lo que será después el cerebro, los nervios, los sentidos, la sangre y los vasos linfáticos, músculos, huesos, tejido conectivo, órganos, intestinos y glándulas. Finalmente, como apareciendo desde atrás de la cortina un ser humano se ha formado. Hablaremos más ampliamente sobre la línea media, solo quiero puntualizar aqui que la forma en que cambia desde una línea vertical invisible hacia una visible para convertirse en el centro a partir del cual un ser humano es creado demuestra que la embriogénesis es el poder de la transmutación.

La transmutación, cuando es vista esotéricamente, se ejemplifica en el budismo Tibetano con la práctica llamada *Tonglen*, en la cual respiras en el sufrimiento del otro, sumergiéndote en tu corazón para ayudar a la otra persona a encontrar alivio. Hablando en forma biodinámica, este acto vuelca la vívida luz radiante del campo cardiaco en los patrones inertes y los transmuta a un estado saludable, vivo. Prácticas como el *Tonglen* sirven de preparación para alcanzar un nuevo nivel de desarrollo interior. En este caso estás buscando el estado de conciencia no dual, dentro del cual tu percepción no está separada de la fuente, de otra persona o de nada más en la creación. La conciencia individual y la conciencia universal, aun cuando sean polos opuestos, son en realidad dos lados de la misma moneda.

La conciencia de la no dualidad es el estado a través del cual la transmutación dirige su misterioso drama hacia la conciencia plena.

EL NODO SINOAURICULAR (NODO SA): EL *FULCRUM* PARA LA TRANSMUTACIÓN

El *fulcrum* o punto central de contacto de esta etapa es el nodo sinoauricular, el marcapasos de tu corazón, donde la quietud infinita y la forma finita se unen. En este lugar, una respiración secreta tiene lugar: el mundo de la forma expresada se comprime en una infinita variedad de patrones de movimiento, frecuencias electromagnéticas que pulsan a través de tu campo cardíaco e irradian transmutadas y revivificadas. El ciclo perpetuo de la regeneración en el cual la materia transmuta en espíritu y de vuelta hacia materia renovada recapitula el misterio original del génesis: lo invisible forma lo visible, para desparecer nuevamente en lo invisible una vez que ha dado fruto.[13] El espíritu se transmuta en realidad física y se convierte en el cuerpo humano y aquello que es humano vuelve a transmutar de regreso al mundo del espíritu. La transmutación se aplica por igual a tu pensamiento y a los aspectos espirituales de tu ser. En medio de la presencia en la quietud inherente de tu cuerpo, las mismas percepciones erróneas que crean sufrimiento pueden emerger coherentemente y emanar vida.

Al percibir exclusivamente con tu mente y proyectar tu atención hacia afuera la vida está separada, al sumergirte en tu corazón las partes se reúnen coherentemente con el todo.

Esta reconexión perceptual hacia la totalidad es la función primaria del Aliento de Vida. El contacto repetido con la respiración primaria, que es la materia prima *(prima esentia)* de este particular tipo de transmutación, restaura tu percepción de la realidad y reestablece las bases para la salud física y psíquica. El Aliento de Vida es el poder que reúne tu percepción y tu cuerpo, de este modo tu sistema mente-cuerpo puede reconectarse con la totalidad de la vida. Este poder reside en tu cuerpo como quietud que emana un pulso dentro del nodo sinoauricular, el corazón de corazones.

EL ALIENTO DE VIDA

El aliento de vida engloba las fuerzas de la embriogénesis que crean al ser humano las fuerzas que transmutan primero para mantener el sistema inmune y la salud, después desarrollan la integridad perceptual y finalmente empoderan la evolución de la conciencia. El aliento de vida sólo cambia de función pero nunca deja de estar presente.

EL ALIENTO DE VIDA Y LA EMBRIOGÉNESIS

Al emitir su huella holográfica que transmite la inteligencia en los fluidos embrionarios en todo el cuerpo, el Aliento de Vida provee las instrucciones para la arquitectura de la forma humana completa directamente en el embrión, la actividad de desarrollo viene desde adentro.[14] Como escribe el embriólogo Dr. Eric Blechschmidt:

> "El concepto temprano es el maestro de la geometría total que se aplica a sí misma. Nunca se equivoca sobre la suma de los ángulos, y nunca se deja llevar por la superficie del volumen de un radio. Nunca establece un punto de intersección en el lugar incorrecto y es un maestro de cada reacción física y química".[15]

Las fuerzas embriológicas operan entre la gravedad y la levedad en un campo polar dentro de los fluidos protoplásmicos del embrión, los mismos fluidos en los cuales suceden los movimientos de desarrollo. La inteligencia creativa en el embrión se suple por el Aliento de vida, usando esta tensión dinámica para guiar a las células a que formen un feto. En las primeras seis semanas estos movimientos de desarrollo son dirigidos por la actividad biodinámica inteligente dentro de los fluidos embrionarios, no por los genes, como lo aclara Blechschmidt:

> "Es de conocimiento general que todas las células normales de un óvulo humano tienen los mismos cromosomas, sin embargo se diferencian de varias maneras. Esto nos lleva a la conclusión de que la manera en la cual estos genes reaccionan debe estar "dictada" desde afuera, por fuerzas locales. Los genes no actúan la diferenciación por sí mismos. Además de la información genética, existe también información extragenética que ... actúa de afuera hacia adentro y al hacerlo actúa sobre el núcleo. Es por esto que la diferenciación de un organismo no puede ser atribuida exclusivamente a los genes".[16]

El reporte más reciente del Dr. Bruce Lipton en su libro <u>Biología de la Creencia</u>, ha mostrado que los genes no emergen por sí mismos, que sólo operan al ser activados por señales externas, tales como la presencia o ausencia de nutrientes, toxinas, estrés, emociones, pensamientos y señales del medio ambiente. Esta nueva investigación respalda el descubrimiento del Dr. Blechschmidt, el mismo descubrimiento por el que fue objeto de ridiculización por parte de biólogos celulares por décadas.[17] Ahora que los resultados del Genoma Humano están completos el Dr. Lipton concluye que los genes no controlan la función celular como el dogma médico nos había empujado a creer.

EL ROL DE LA EMBRIOGÉNESIS EN LA SALUD Y EN LA PERCEPCIÓN DEL SER INTEGRAL

Una vez que el cuerpo humano se ha desarrollado, las fuerzas embrionarias transmutan como fuerzas trópicas que mantienen, defienden, reparan y sanan el cuerpo. Entonces, el poder que crea al cuerpo ahora lo mantiene y lo cura. Una función crítica que se mantiene es el auto reconocimiento de la inmunidad del sistema, el cual inicia en el embrión en el momento de la concepción mucho antes que el sistema nervioso se haya formado y continúa como la conciencia dentro de la sustancia primordial matriz y las células.[18] El auto reconocimiento es nuestra identidad, la capacidad de tener autoconciencia, y es la base de nuestra integridad, que incluye la percepción, respuesta y el aprendizaje. Cuando todas estas actividades operan coherentemente disfrutamos de un cuerpo saludable con fuertes capacidades inmunes, perceptuales y de aprendizaje. Los movimientos de desarrollo en el campo metabólico proveen este funcionamiento coherente. Esta habilidad de mantener la coherencia, también llamada homeostasis, es conocida como la "sabiduría del cuerpo".[19] Tu campo cardíaco es quien orquesta esta sabiduría coherentemente manteniendo la homeostasis corporal. El equivalente a la línea media.

El campo cardíaco organiza una serie de funciones, tales como la comunicación entre todas las partes del cuerpo a nivel celular, ósmosis, producción de proteínas, carga iónicas, funciones metabólicas y digestivas, la regulación del PH, el nivel de azúcar en la sangre, las hormonas y los niveles de neurotransmisores. En este libro exploraremos la función de tu campo cardíaco, el corazón como órgano de percepción puede ayudarte y cooperar con la sabiduría de tu cuerpo siendo el punto central de tu desarrollo espiritual hacia la unión con la sabiduría del Todo.

LA EMBRIOGÉNESIS Y LA EVOLUCIÓN DE LA CONCIENCIA

Una vez que la Quietud Dinámica implosiona en las células, el Aliento de Vida evoluciona hacia el Aliento Puro de Amor que tiene también otra función evolutiva: el cubrir una necesidad y anhelo humano básico que es la unión con la fuente o el origen. Como una semilla bien cuidada, el Aliento puro de amor crea tu cuerpo, continua creciendo como las raíces de tu salud e integridad perceptual y entonces florece a una escala universal mientras tu conciencia evoluciona más allá del egocentrismo para abrazar la totalidad. Esto está íntimamente ligado a tu destino. Es entonces cuando puedes mostrarte auténtica y completamente a otros como parte del plan divino para servir a otros en el mundo. Dentro de tu corazón, el humano dentro de ti disfruta el abrazo íntimo con tu propio ser ilimitado. En esta coexistencia entre tu singularidad y existencia finita de tu personalidad humana y tu ser ilimitado vives una vida relajada como la tensión dinámica de opuestos sin sufrir más el dolor de la dualidad.

CAPÍTULO DOS
LA NO DUALIDAD Y EL ALIENTO PURO DE AMOR

Más adelante en este capítulo profundizaremos en la visión y práctica del Toque de quietud. Pero primero debemos echar una profunda mirada a lo que significa la no dualidad. La no dualidad te pone en contacto directo con las potentes fuerzas transmutadoras, esto se percibe como el amor tierno e incondicional de una madre que jamás te abandona. Este Aliento puro de amor **ES** tu vida, pero las percepciones erróneas nos convencen de lo contrario creando la impresión de la separación. Puede que te sientas separado simplemente porque la respuesta de tu cuerpo al estrés te aleja de poder percibir la integridad. Pero mientras estés vivo no puedes estar separado y en el momento en que te das cuenta de esto y te relajas en la quietud de tu corazón tu conexión con el Aliento puro del amor regresa.

Este retorno expone la perniciosa mentira escondida detrás de la máxima tantas veces repetida del pensamiento occidental: Pienso, luego existo. La verdad del cuerpo es en realidad: Quédate quieto y percibe quien eres. Cuando adoptas esta nueva disposición tu conciencia se retira y descansa en tu cuerpo, te relajas en la percepción del corazón y permaneces en la quietud. Entonces tu pensamiento se aquieta, las percepciones distorsionadas se vuelven transparentes y percibes cómo la separación termina. Es así de simple. He aquí lo que uno de mis pacientes dijo una vez que pudo experimentar su conexión con el Aliento puro de amor durante una sesión: "Me doy cuenta que nunca he estado separada de su amor, ella no puede dejarme, ahora veo que es pensar que estoy separada lo que en realidad me separa".

La clave de la conciencia no dualista es que la totalidad ya existe en nosotros, ha estado siempre allí.

Existen muchos otros nombres para la no dualidad: *kundalini* inversa, regeneración de la corriente descendente, *Spanda,* ser uno con el *Tao,* la mente no nacida de *Buddha,* el cuerpo del *Dharma, Prajnaparamita,* o la presencia inquebrantable de la quietud. Cualquiera que sea el nombre, la no dualidad permanece como un misterio para la mente pensante, dada su naturaleza dual, ¿cómo puede el infinito Aliento puro de amor coexistir con nuestra limitada humanidad sin engancharse en una guerra conceptual que nos divide en partes?

LA GUERRA INTERNA Y SU ROL EN LA ENFERMEDAD

Además de pensar que estamos separados de nuestra propia esencia, otros errores de percepción alimentan también la guerra interna. Por ejemplo: ¿qué tan capaces somos de recibir el amor incondicional al ser infundido en nosotros? Tal vez debido a nuestras heridas emocionales que cargamos inevitablemente, no nos sentimos merecedores de recibir este amor sin condición. Pensamos que tenemos que ganárnoslo. Entonces en lugar de permitir que el Aliento puro de amor fluya en nosotros nos aislamos de él porque pensamos: primero tengo que volverme digno, perfeccionarme, y entonces podré ser amado.

Así que implementamos programas para transformarnos, prácticas espirituales disciplinadas, más psicoterapia, una nueva dieta muy estricta, yoga agotador, un régimen de ejercicio más duro. Todo diseñado para purificar nuestras faltas y lograr sentirnos dignos de amor.

Pero este proceso de transmutación es exactamente la función del Aliento puro de amor y tal como una tierna madre, ella ya nos ama incondicionalmente.

LAS FRONTERAS DE LA AUTOTRANSFORMACIÓN

¿Significa esto que nuestros esfuerzos de mejorarnos pueden en cierto momento convertirse en sutiles estrategias para evitar el amor incondicional? Bueno, en realidad sí. Descubrí esto una mañana mientras estaba meditando: sentí como si fuera un árbol cayendo en espirales en un oscuro abismo. Reaccioné con miedo, de hecho con terror y comencé a repetir mi viejo mantra fanáticamente para calmar la intensidad de esta caída. Por suerte, pude notar lo que estaba haciendo y detuve el mantra. Entonces sentí como si pasara por una suerte de barrera invisible, como si el piso hubiera desparecido, y me sentí unido perceptualmente a una quietud infinita. Mi tan amado mantra se había convertido en una estrategia que estaba obstaculizando mi propia evolución.

> *Es muy importante discernir cuando una práctica ha servido a su propósito, después de lo cual ya no nos resulta útil y de hecho puede convertirse en un impedimento para nuestro desarrollo.*

LOS INSIDIOSOS EFECTOS DEL CONDICIONAMIENTO.

El error conceptual que emerge del condicionamiento mantiene viva la guerra interna. Por ejemplo: tal vez estás disfrutando un chispeante encuentro con una persona, entonces tu vulnerabilidad se dispara: "tengo miedo de que si la invito a salir tal vez diga que no, entonces no tiene caso intentarlo". La sensación de ser inadecuado ha tomado el mando y este sentimiento fluye en una cascada de pensamientos autocríticos que amargan tu experiencia (o bien tu conexión resulta tan dulce que te vuelves inadecuadamente infatuado con un extraño). En el otro lado de la moneda, alguien dice o hace algo que te provoca, y una irritación menor termina explotando en un conflicto mayor, o ahogándote en un pozo de sentimientos indeseados. En cualquiera de los casos, te encuentras atrapado en patrones repetitivos, ya sea enojo, actitud defensiva, culpa, vergüenza, odio, miedo, duda, confusión, antipatía, deseo, necesidad, obsesión, codicia, un sentido de separación, miedo a la pérdida, o a sentirte insuficiente. Sin embargo lo mejor es dejar estos sentimientos tal y como son.

CAMBIAR TUS SENSACIONES Y SENTIMIENTOS INDESEADOS SÓLO LOS INTENSIFICA.

Cuando creemos que está mal tener ciertas sensaciones y tratamos de controlarlas, cambiarlas, aislarlas o suprimirlas, sólo lo hacemos peor incrementando su intensidad. Cuando la intensidad se vuelve insoportable tratamos de pasar por encima de ellas y terminamos disociándonos de nuestras sensaciones o bien al tratar de suprimirlas terminamos cerrándonos completamente. Podemos quedarnos tan profundamente atrapados en esta reactividad del ego y sus estrategias de control que sentimos como que no hay escapatoria. ¿Esto te suena familiar? Al resistir la verdadera naturaleza de nuestros sentimientos estamos activando una espiral en bajada. Cualquier resistencia a lo que ES incrementa el poder del ego de separarnos de nuestro propio sentido de integridad.

Las sensaciones son formas a través de las cuales la vida te habla directamente.

Entonces al aplicar una capa conceptual a tus sensaciones, seguramente las cambiarás en algo que te parezca más aceptable, pero a la vez permaneces en la trampa de una percepción errónea a través de una historia imaginaria que está anclada en el pasado, y que proyectas en el futuro. Cuando cambias tus sensaciones te separas a ti mismo de tu verdad que continuamente está pasando a través de tu cuerpo con la sabiduría de la vida.

EVITAR LO QUE ES AFECTA ADVERSAMENTE TU SALUD.

Como mencioné anteriormente el estrés causado por los conceptos erróneos crea una tensión corporal que endurece la matriz fluida vital y la vuelve gel, esto más adelante bloquea tu sentido del amor incondicional y exacerba los patrones destructivos que ya existen. Además, la intensidad de una amenaza se incrementa cuando el ego siente que necesita protección lo cual inicia patrones de estrés que fluyen al revés del movimiento de la salud y la integridad. Encontrarte inmerso en el ruido del estrés nubla tu percepción. Cuando no logras escuchar la resonancia del amor incondicional dentro de tu cuerpo estás invitando al superego a hacer sus críticas, lo cual te hace sentir aún menos merecedor. La espiral descendente continúa, y aún hay más motivos de preocupación: nuestro propio condicionamiento cultural.[1]

LA DISPOSICIÓN HIPERMASCULINA.

La guerra interna se debe también el exagerado énfasis que vivimos en nuestra cultura alrededor de la forma de pensamiento masculina, lo que el maestro espiritual Saniel Bonder ha acuñado con el término *Hipermasculinidad*.[2] Al sobrevalorar al intelecto que objetiviza y juzga estamos devaluando los sentidos femeninos de nuestro cuerpo que siente. En realidad estos dos polos son una corriente que se encuentra en tu corazón, desde donde te conectas con la matriz universal, cuando estas corrientes están divididas es cuando los problemas comienzan.

¿Te imaginas como se sentiría extirpar la mitad de tu ser?

Esto es lo que sucede cuando lo masculino toma la forma del padre solemne y soberano que mantiene su vigilante ojo sobre lo femenino (en este caso los sentimientos y sus expresiones) con la supuesta intención de proteger. Esta estrategia encubierta está diseñada para controlar y dominar debido al miedo profundo al poder femenino. Esta guerra se produce porque lo femenino requiere de un vasto espacio para poder florecer: las sensaciones reprimidas suelen explotar en conductas inapropiadas.

La guerra interna me recuerda el caduceo de Hermes; dos serpientes que se entrelazan alrededor del bastón de la vida. Cuando están en armonía hay salud y evolución, pero cuando se pelean hay enfermedad y muerte. Esto es lo que puede pasar cuando suprimes tus sentimientos o intentas dictar lo que puede ser expresado y cuándo. En cualquier caso las estrategias de control causan patrones de inercia que corrompen la coherencia del cuerpo, rompiéndola en partes caóticas.

Por otro lado, si permaneces presente y permites a tus sensaciones ser y expresarse apropiadamente lograrás formar una mayor conexión con tu cuerpo y con otros en armonía con el todo. El mecanismo de estos patrones de inercia reside en tu respuesta condicionada al estrés.

EFERENCIA: LA ACTIVIDAD NATURAL DEL EGO.

El ego irradia en forma eferente desde tu conciencia como un campo energético para poder sentir el ambiente.

¿Alguna vez has tenido la sensación de ser observado? Este es el campo energético del ego trabajando. Usamos este campo para percibir las amenazas, ya sea las que surgen de nuestros propios sentidos, de otra persona o del ambiente. Este campo de vigilancia condiciona tu percepción de lo que es y lo colorea con cualquiera que sea la estrategia que el ego haya empleado, aislamiento, separación, dominación, evasión, derivación o reflexión interna. Cuando el ego cancela el flujo de la sensibilidad, los patrones de inercia resultantes nublan tu campo perceptual inyectando estos patrones fijos que se repiten como un disco rayado. ¿Alguna vez has sentido esta cualidad como un zumbido eléctrico en ti mismo o en el cuerpo de un paciente? Esta inercia usa tu propia energía libre y fluida para perpetuar su ciclo.

En resumen, los patrones de inercia son parásitos que viven de la infusión constante de amor cuyo pulso siempre está presente en la matriz fluida y viva de nuestro cuerpo. Son los recursos otorgados por la vida destinados a la salud, la inmunidad, la percepción y la evolución de tu conciencia. Aun cuando los patrones de inercia producen sensaciones no deseadas ahora sabes que el intentar cambiarlos sólo incrementa su intensidad y la necesidad percibida de tu ego de controlar tus sentimientos. Aun cuando puedas sentirte perdido cuando estás atorado en estos patrones existe una salida, y se encuentra en tu propio cuerpo.

QUIETUD. EL PUNTO DE UNIÓN

El momento en el que logras relajarte en la presencia de la quietud inherente en tu cuerpo y dejar a tus sensaciones ser tal y como son, la magia comienza: la guerra interna cesa, tu cuerpo se relaja y la potencia atrapada en la inercia se libera. El poder escondido en la quietud enciende lo inerte y lo transmuta en movimiento saludable, por sí mismo, sin tu ayuda. En cualquier forma que estés atrapado por la inercia, si logras relajarte y dejarte ser tal y como eres, tu cuerpo se reunirá con el movimiento sano de la vida. Entonces la infusión del pulso del Aliento puro de amor vierte su radiante sanación en tu cuerpo contraído y lo regresa rápidamente a la salud. Tu participación se da alrededor de qué tan dispuesto estás a dejar que esta infusión amorosa suceda sin resistirte a ella.

Sumergirse en la quietud inquebrantable es la esencia de mis enseñanzas, porque la quietud es el potente punto de partida que cesa la guerra interior y regenera la totalidad.

¿QUÉ ES UN *FULCRUM*?

Un *fulcrum* es un punto central de quietud que provee el poder de organizar una actividad específica. Toma su poder de las fuerzas competitivas en el espacio que culminan como una expresión de esa actividad. Un *fulcrum* es entonces un portal de tiempo y espacio, define una actividad en el espacio porque la quietud contiene el potencial para esta expresión. El *fulcrum* es el centro organizador de toda actividad, ya sea saludable o inerte. Todo tiene un *fulcrum*: las partículas subatómicas, las moléculas, las células, los órganos, el cuerpo humano, las sociedades, los países, los planetas, los sistemas solares y los universos. El fulcrum de nuestro universo es la Quietud Dinámica. El Dr. Sutherland lo caracterizó como un espacio sin fin y nos indicó cómo acceder a ella: *Be Still and Know*. Estar quieto y saber.

Aun cuando una actividad específica parezca separada, cada actividad se interconecta con todas las demás a través de ese punto de quietud. *Fulcra* (plural para *fulcrum*) son los portales que conectan los puntos entre la separación y la unidad. Dado que la quietud es el centro de toda actividad, es el principio constante de unión a través del cual cada parte se conecta con las otras partes y con el todo. En esta forma lo infinitesimal conecta con el infinito.

La quietud inherente en la línea media de tu cuerpo es tu conexión personal con la Quietud Dinámica, y por lo tanto con toda la creación. Pero tu línea media es también el dominio del "Yo" por lo que la dualidad persiste, hay un YO que está separado de la quietud. El nodo sinoauricular, en el cual la quietud es la expresión de un YO, de hecho establece el puente entre estos de modo que la completitud es posible: pueden coexistir.[3]

En términos prácticos, sumergirse en el nodo sinoauricular te garantiza la capacidad de estar presente, y dejar la vida tal cual es. Estás en tu camino hacia la no dualidad cuando eres capaz de aceptar todas las expresiones de la vida, incluyendo los giros de tu personalidad, heridas, debilidades ocultas, deseos, necesidades y partes inadecuadas. Tal vez esto suene fácil, pero en lo profundo el ego en realidad quiere que la vida sea diferente de como es. Este reflejo es insidioso y tenemos muy poca conciencia de cuan incómodo es sentir lo que es, tal cual es, o cuan a menudo nuestra incomodidad nos lleva a estrategias para evadir la realidad cuando no se siente bien. No es una sorpresa que el *fulcrum* (el punto de contacto o intersección) que protesta contra esta realidad se encuentre en el ego.

EL EGO NO ES EL ENEMIGO

El ego también tiene un *fulcrum* de quietud, que lo conecta con el todo. Es importante entender que el trabajo del ego es separar, más que unir. El ego, como actividad tiene la función opuesta de la quietud. Entonces en lugar de expandir el espacio lo comprime y acelera el tiempo en lugar de hacerlo lento. La configuración de tu personalidad crea la actividad del ego que emite su propia señal, tono o firma, con una cualidad específica que representa tu sentido del Ser. No tiene ningún sentido eliminar tu ego, a pesar de todos los caminos espirituales que aconsejan esto, dado que es lo que te permite navegar en este mundo acelerado. Sin embargo. te toca a ti darte cuenta que, en el centro del ego, hay una sutil aunque muy poderosa capa de actividad que se defiende tenazmente de la completitud organizada de la vida. A través del contacto sin mediación con esta completitud, la actividad del pensamiento decrece y el caos se incrementa, lo cual escala hasta llegar a sentir que te estas desarmando o desmoronando, la pérdida del sentido de ti mismo. Cuando sientes que "ya no vas a ser más" esto desencadena una intensa vulnerabilidad y terror. Sentirse incapaz de protegerse a sí mismo hunde al ego en una inseguridad aún mayor. Entonces desde el centro del mismo, los sentimientos más temidos de pérdida de control, confusión de nuestra identidad y miedo a la soledad surgen. Una vez que esto sucede el ego va a cambiar la situación, inicia entonces la respuesta de huir o pelear.[4]

Es difícil relajarse en la vida cuando sentimos tan intensamente que debería ser distinta de como es. Pero el pensar que necesitamos arreglar algo *antes* de sentir que somos merecedores de amor incondicional es una forma muy sutil de autocrítica y odio a ti mismo. Nos sentimos no merecedores, no lo suficientemente buenos y pensamos: "Me aceptaré por completo a mí mismo, *excepto* por esa parte inútil, débil, rota, fracturada, perezosa o enferma que tiene definitivamente que irse o desaparecer." Aunque es natural desear que estas partes amargas de ti mismo se vayan, abrazarte tal y como eres es el único mapa por medio del cual puedes navegar tu camino hacia la quietud inquebrantable.

> *Irónicamente lo que más resistes de ti mismo es exactamente aquello que necesitas aceptar y abrazar, estos aspectos poseen la mayor cantidad de conciencia que ha sido cooptada en patrones inertes, y por lo tanto, están listos para ser transmutados hacia la salud.*

Tal vez pienses que lo más vergonzoso, repugnante y despreciable de ti necesita ser eliminado o cambiado para poder desarrollarte, pero estas son gemas que guardan el más grande potencial de energía que cuando se libera en la quietud evolucionará tu conciencia al siguiente nivel.

En el momento en que cesas tus intentos de aislar y cambiar tus sensaciones, o erradicar tus defectos, tu conciencia se expandirá, relajándose y relacionándose con esas partes. Aún más, tu cuerpo cambiará para imitar tu nueva conciencia evolucionada.[5]

Lograr relajarse en las tendencias controladoras y separadoras del ego resulta en el estado neutral el cual espontáneamente revierte todo este proceso. Es irresponsable decir: "solo relájate en la quietud de tu cuerpo", mientras te sientes inexorablemente atrapado en la intensidad de tus sentimientos indeseados. Pero si puedes relajarte en tu cuerpo y *conectar con tus sensaciones somáticas,* mientras permites que estos sentimientos sean, entonces la quietud inherente de tu cuerpo emerge. El truco es no "tratar" de relajarte sino dejar que la relajación llegue cuando viene. Esto es el estado neutral.

UNA VISIÓN NEUTRAL DE TI MISMO

Lo Neutral es un tranquilo espacio de rendición en el cual eres testigo directo de la auto transmutación. Cuando te relajas en tu corazón y dejas a las cosas ser tal y como son, la energía inerte que aprisiona tu percepción es liberada. Esto libera también el miedo, el control, la negación y otras formas de evasión que crean los patrones de inercia que impiden el flujo de la vida. Cuando se liberan en un estado neutral, estas fuerzas cooptadas se reúnen coherentemente con el todo. Cuando aceptas que no eres el enemigo desde el núcleo mismo de tu ser, dejarás de aplicar un incesante abanico de métodos para transformar, cambiar o deshacerte de las partes de ti mismo que no te gustan. Puedes ver que el astuto bombardeo del ego que pretende mejorar, espiritualizar, evolucionar o transformarte solo garantiza más separación. Al ponerte a ti mismo como el centro de un problema subjetivo que debes resolver has creado el verdadero problema.

¿REALMENTE ESTAMOS ROTOS?

Si y No. A través del contacto directo y corporal con la vida, ves que la naturaleza no opera en base a una disposición adversa, entonces ¿por qué tratarte a tí mismo de esa forma? Los procesos biológicos sólo aparentan ser adversos porque operan entre dos polaridades. Pero a pesar de ello, es un balance dinámico entre opuestos que coherentemente cooperan con el pulso del Aliento puro del amor. La naturaleza es no, dual. No hay separación. Hay quietud, de la cual emergen patrones infinitos que crean la forma, que es alimentada por la polaridad. Al permitirte a ti mismo ser tal cual eres, permites a la vida desenvolverse tal y como es y de este modo entras en la no dualidad.

UNA SESIÓN NO DUAL DE BIODINÁMICA CRANEAL

Durante una sesión es posible observar la evolución desde la separación hacia la completitud. Tu paciente disfrutará de la infusión del Aliento puro de amor en la medida en que pueda dejar de identificarse con las estrategias de control de su ego, pueda sumergirse en la quietud y dejar que la respiración primaria pase a través de su sistema mente-cuerpo sin resistencia. Permitir esta infusión en tu cuerpo libera las partes separadas y las deja libres para reunirse con la totalidad, lo cual es en esencia la salud.

Mientras sientes el estado neutral en tu paciente, observa la relajación gradual en su cuerpo, lo cual culmina en el balance autónomo del sistema nervioso, disminuye el estado vigilante y calma los reflejos de huida, pelea. El ego del paciente gradualmente va aceptando un estado relajado, alerta, tranquilo, que es la función del sistema parasimpático. Con el tiempo el estado neutral del paciente se profundiza, sentirás cómo los movimientos de los tejidos se detienen y la quietud se extiende por todo el cuerpo. Este es el primer paso hacia la no, dualidad: cuando las partes separadas se reúnen en la quietud, tal vez el paciente diga: "Mi cuerpo está flotando en la quietud". Una vez que se ha aclimatado a esta totalidad, del sistema mente-cuerpo emerge una presencia que flota dulcemente en movimientos gráciles, delicados, que es como respiración pero causa una sensación de ir y venir en el cuerpo. No hay separación.

Esta movilidad no dual es la respiración primaria, que incluye y a la vez trasciende la respiración pulmonar. Puedes sentir directamente el carácter no dual de la respiración primaria porque sientes que respira en un cuerpo fluido unificado. Todas las partes separadas, tejidos, huesos, músculos, órganos, cuerpo y mente, se han unido en la quietud y se mueven como una totalidad. Tanto tú como el paciente pueden sentir una inteligencia en la habitación, que reconecta al paciente con su cuerpo y que reúne todo su sistema en una matriz fluida y armoniosa. Después de todo, la respiración primaria reaviva a la conciencia la inteligencia ancestral acumulada en cincuenta trillones de células.[6] La primera vez que uno de mis pacientes experimentó todo su cuerpo fluido respirando de esta forma me dijo: "Siento todo mi cuerpo flotando lleno de vida. Soy yo misma y la vida tiene sentido otra vez".

QUIETUD

DIFICULTADES DEL PRACTICANTE CON LA NO DUALIDAD

Durante un encuentro tan directo con la respiración primaria, es posible que experimentes una urgencia energética potente e inesperada en tu propia energía. La primera vez que tuve contacto con la respiración primaria no estaba en quietud, ni en neutral, ni tampoco descansando en mi corazón. Este encuentro me asustó porque la inteligencia de la respiración primaria se sintió mucho más poderosa que mi propia inteligencia. Si te sientes amenazado la primera vez que encuentras esta profunda inteligencia, sé consciente de que tal vez tu ego se ponga en estado de alerta en lugar de relajarse, y tal vez proyecte en forma eferente su campo de fuerza hacia afuera sacándote de la presencia en tu cuerpo, desencadenando ansiedad la cual puede hacerte sentir inseguro, confuso, desorientado y con miedo.

En el momento en que pierdo confianza, comienzo inconscientemente a controlar y dictar la sesión, al aplicar técnicas eferentes, intenciones, conversaciones no verbales, sugerencias al sistema cráneosacral del paciente, o bien, sucede lo opuesto y quiero retirar mis manos del paciente. Algunas veces hubiera deseado salir corriendo del consultorio gritando: "esto no puede estar pasando". Este proceso es sutil, y muchas veces encubierto, y se manifiesta en tantas formas como practicantes. Uno de mis estudiantes, un experimentado practicante y maestro me confesó recientemente: "Me siento tan insignificante comparado con esta impresionante inteligencia que empiezo a seguir las sensaciones dentro del sistema del paciente para recuperar control, o bien cambio el *fulcrum* del contacto para "ayudar" en el proceso, todo esto sólo para aliviar mi propia ansiedad".

He sido sacudido hasta la médula infinidad de veces durante poderosos encuentros con el Aliento de Vida, he estado de hecho tan asustado que he buscado cualquier excusa para permanecer vigilante, y entonces evadir la relajación, por miedo a ser tocado nuevamente por esta totalidad aterradora. Recuerdo no haber podido dormir toda la noche después de un encuentro. Aun así, sé que volverá a pasar una y otra vez mientras continúe con mi práctica, al relajarme en lo que creo es un crisol para poder permanecer en este insondable misterio.

Es natural reaccionar a infusiones poderosas del Aliento de Vida y particularmente del Aliento puro del amor, debido al miedo, la desorientación, el caos, la ansiedad o la confusión de identidad que causa en el ego. Aun así, la única salida es hacia adentro, así que relájate en la presencia de la quietud de tu cuerpo y siente tus reacciones, pero no actúes basado en ellas, déjalas ser, déjalas estar ahí y continúa relajándote en reverente ecuanimidad.

Te corresponde adoptar una actitud fluida, para poder permanecer abierto a cualquier posibilidad, incluyendo la capacidad de estar con la reactividad de tu ego, y percibir, ser tocado y unirte con el Aliento de Vida en todas sus misteriosas expresiones. La práctica del Toque de Quietud, definitivamente no es sobre: "estar aquí y hacer esto", es mucho más sobre: "nunca había estado aquí antes".

Durante cada sesión, te pones en un lugar de inocencia en el cual sientes la humildad continuamente. Por lo que puedo decir hasta ahora, siempre será así. Nunca ha dejado de sorprenderme, cada vez que encuentro la respiración primaria, es como si nunca lo hubiera experimentado antes, a pesar del hecho de que sí lo he hecho cientos de veces.

Estar en medio de la paradoja y sostener la tensión dinámica de los opuestos, es descubrir una reverente ecuanimidad. Se siente como si el corazón estuviera pensando sobre las rodillas.

Así que, relájate en tu corazón, sigue la presente quietud inherente de tu cuerpo y siéntelo, esta es la sensación de la totalidad somática.

QUIETUD

LA TOTALIDAD SOMÁTICA ES LA PERCEPCIÓN CARDÍACA

> Nuestro corazón participa en campos electromagnéticos dentro de campos anidados en jerarquías que son holográficas: la totalidad existente en la parte y en el todo funciona como una dinámica integrada.
>
> —JOSEPH CHILTON PEARCE, *BIOLOGY OF TRANSCENDENCE.*

Descansar en tu campo cardíaco revive tu cuerpo hasta su función principal como órgano sensual de percepción. La totalidad somática es una extensión de la percepción cardíaca, lo que Jung acuñó como el cuerpo sutil en su psicología profunda.[7] Bonder lo llama: "la sensación encarnada de la conciencia testigo." Porque dentro de tu cuerpo hay una presencia de quietud inquebrantable que percibe sensualmente todo lo que es.[8] El corazón es un órgano multidimensional que es el centro de cada aspecto funcional de tu ser, físico, psíquico y espiritual, tanto personal como universalmente.[9]

El corazón es muchas cosas a la vez: una bomba, una glándula endócrina que regula las funciones del cuerpo, un órgano neurológico que secreta los neurotransmisores que sincronizan los tres sistemas nerviosos, central, autónomo, entérico, y un campo generador energético, no líneal y electromagnético, que emana una matriz holográfica hacia el infinito y de vuelta. El corazón es un sistema nervioso por derecho propio. Más de la mitad de las fibras cardíacas son neuronas que, a través de los ganglios conectan con todo el soma y directamente con el cerebro. A través de estas conexiones tu corazón siente las ondas electromagnéticas que emanan desde tan lejos como el infinito y desde las moléculas en cada célula. El corazón por lo tanto es un órgano de percepción que es coherente con la totalidad de la matriz universal holográfica y con tu matriz corporal personal.

El corazón recibe, procesa, y genera una compleja serie de patrones holográficos electromagnéticos que monitorean y ajustan eventos fisiológicos para mantener la coherencia entre las células y los órganos en el cuerpo y mantiene la sincronía entre el cuerpo y el entorno.

El campo holográfico del corazón contiene la información sobre cómo fue formado el cuerpo, su funcionamiento en el presente y el imperativo de su evolución futura. Además de estas señales electromagnéticas, el corazón manda también señales hormonales, neuroquímicas, bioeléctricas, magnéticas y químicas, así como también información sobre la temperatura, la presión y el flujo sanguíneo hacia el cerebro, y a través de estas señales todo el cuerpo como una unidad.

A través de sus funciones perceptuales el corazón mantiene la función fisiológica y la salud, sienta el tono de tus pensamientos, qué tan bien puedes pensar, y que y cómo te sientes, todo lo cual determina la calidad de tu conciencia.[10]

En resumen, el corazón es el director de la sinfonía de tu vida y emana tu propia huella y tono melódico a través del universo. Aun cuando la percepción cardíaca siempre está activa, le prestamos muy poca atención porque nuestra cultura occidental insiste en que la mente es nuestra única fuente de percepción. Pero puedes volver a despertar esta facultad permaneciendo en tu corazón mientras sientes quietud en el espacio de tu cuerpo, sin reaccionar. Cuando te encuentras totalmente inmerso en presencia de la quietud, tu cuerpo inherentemente siente los patrones de movimiento que se expresan como un tono. Dado que tu corazón permanece coherente con el tono del Aliento de Vida, eso te pone en contacto directo con la vida. Al acceder a tu sensación corporal o somática completa puedes discernir las variaciones en la cualidades tonales dentro de tu cuerpo que, a su turno, te dan la información que necesitas para navegar personalmente tu comportamiento y las elecciones que te mantienen en sincronía con la vida.

QUIETUD

La percepción cardíaca es una función innata, instintiva, nuestra capacidad original de percibir lo que es. El autor y herbalista Stephen Buhner asemeja la percepción cardíaca con un ojo transparente, despojado del lente del pensamiento condicionado. Aprender a ver con tu ojo transparente significa no tener juicios, deseo o aversión hacia nada de lo que surge desde adentro.[11]

> *Buhner dice que campo cardíaco es un ojo transparente que remueve los patrones y significados preconcebidos lo cual habilita al significado en sí mismo para que pueda emerger de tu percepción. Cuando tu campo cardíaco es como un estanque quieto, cualquier imagen que pase por él entra directamente dentro de ti, y es libre de tomar su propia forma con la cual tu no interfieres. Eres al mismo tiempo un testigo imparcial y un participante sensible. Esta conciencia de testigo sintiente es la que libera el flujo del significado dentro de ti.*

Puedes todavía acceder a esta capacidad a pesar de haber sido civilizado, porque la percepción cardíaca fue construida en el cuerpo humano hace millones de años. Además de esto, las fuerzas de percepción por medio de las cuales tu corazón "ve" son una extensión de la inteligencia de tu sistema cuerpo-mente: la conciencia acumulativa celular de lo que ha existido por 3.5 billones de años en el pozo genético de toda la vida celular.[12]

Cuando, en medio del caótico flujo de la vida, sientes la cualidad del tono sensible en el espacio dentro de tu cuerpo, tu sentido de totalidad corporal emerge inherentemente. Entonces la tonalidad de la vida que melódicamente canta en la naturaleza y fluye a través del cuerpo de tu paciente encontrará su curso sensual dentro de su propio ser. Este abrazo íntimo del Aliento de Vida, como una totalidad corporal, se siente como si estuvieras sumergido un océano de quietud en movimiento, como si tu cuerpo-mente se sintiera relajado y a salvo y se moviera fluidamente con la marea de la vida.

Experimentas la caricia interna del Aliento de Vida como tonos y corrientes que exudan vida y están imbuidas de significado. Sin reactividad estas corrientes fluyen libremente en ti mientras se modulan continuamente en espirales, fractales y símbolos del infinito a través de los dos polos de tu cuerpo. El polo negativo es lo inconsciente, el aspecto femenino del cuerpo inferior, el reino del abdomen, el lugar en donde albergas sentimientos secretos, necesidades, anhelos, deseos y miedos que están escondidos en las profundidades inconscientes de tu propio ser corpóreo. El polo positivo es lo consciente, masculino, cuerpo superior, el aspecto cerebral, las oficinas centrales, para el pensamiento conceptual, la objetivación, planeación y resolución de problemas. En nuestra conciencia moderna, la cabeza es donde una desmesurada cantidad de nuestra energía se gasta exclusivamente para la percepción, y se aísla del sentimiento intuitivo. El corazón neutral balancea y conecta las dos polaridades en la infinita Quietud Dinámica.

En un punto minúsculo en el nodo sinoatrial está el *fulcrum*, el punto de contacto que une y balancea la tensión de los opuestos, donde la Quietud Dinámica y la expresión nativa sensual de nuestra vida corporal coexisten, como dos lados de una puerta giratoria.[13] En las etapas tempranas del desarrollo embriológico, las células reguladoras rodean al embrión antes de congregarse para crear el nodo sinoatrial.

> *Aun antes de que las células sanguíneas se congreguen como islas de sangre emiten la huella de tu propio campo electromagnético, que posee una línea media de quietud, este es el campo en el cual tu cuerpo ha sido creado.*

La línea media es el eje de quietud en el núcleo del cuerpo que es un continuo desde la cabeza hasta el coccis. La línea media es el *fulcrum*, punto de contacto o portal a través del cual el Aliento de Vida fluye en el embrión para crear a un ser humano; por lo tanto, la creatividad surge de la quietud corporal. Más adelante hablaremos sobre la línea media y el nodo sinoatrial.

QUIETUD

Es en tu corazón que las dos polaridades, la quietud dinámica y el aliento puro de amor, coexisten. La vida respira patrones fractales con la figura del 8 (o infinito) que conectan a un lugar central de descanso, de quietud en continuo flujo: lo neutral, tu corazón, el origen, la creatividad. (Ver Lemniscata en al Apéndice 2 para mayor información). Aquí, en el pulso de tu corazón, sientes muy activas y poderosas las expresiones del ser. Esta tensión dinámica de corrientes y tonos se expresa circunvalando libremente dentro y a través de la quietud inquebrantable, todo lo cual se entreteje en la total aceptación de tu humanidad completa.

LA CUALIDAD INTEMPORAL DE LA NO DUALIDAD

Desde la disposición no dual, tu sensibilidad se combina y se expresa como una inquebrantable presencia de quietud; por lo tanto, tú existes como un testigo no separado de la conciencia sentida (somática) de la totalidad.[14] Aquí estás continuamente consciente de la cualidad tonal del ser que está holográficamente codificada de significado, al mismo tiempo que estás unido con estas expresiones de la vida, incondicionalmente. Tu presencia no dual intrincada con la matriz holográfica tal y como es, emite un tono que transmuta las fuerzas inertes debilitadoras en fuerzas generadoras de la vida. Entonces te conviertes en una emanación de salud.

Debido a que ya no estás más en guerra contigo mismo, tu presencia corporal emana el tono de la salud y la completitud, que es amor. Eres y vives como ambos: un ser humano finito y una conciencia primordial infinita, en totalidad. Podemos decir que esta totalidad es lo que llamamos Aliento puro de amor. En este infinito océano pulsante, danzas, haces el amor, comes, juegas, das sesiones, te enojas y te sientes pequeño, necesitado, roto y lleno de miedo, nada queda excluido, todo flota en la totalidad.

Llamar a esto salud, o ponerle cualquier otra etiqueta para este fin es engañoso, porque tal cualidad permanece inherente en cada célula de tu cuerpo como la sustancia luminosa de la quietud, a partir de la cual el pulso de la vida emerge, se manifiesta, juega, da fruto y reside. Sientes el sonido del silencio que susurra eternamente, su cualidad intemporal siempre presente, especialmente cuando tus pensamientos están en quietud y silencio. Tu percepción de la quietud despierta en ti una nueva vitalidad y transmuta tu sentido de separación de la vida, tu soledad, en una conexión con la vida, como ser solitario en unidad. Ambos la diversidad y la soledad se convierten en tus compañeros constantes que están conectados con la quietud inquebrantable que sientes como soledad interior. Las polaridades coexisten, no son más incómodas, la paradoja se resuelve, la guerra termina.

Aquí puedes encontrar un profundo descanso. La actividad regresa a la quietud y la quietud expresa actividad; todo en la periferia se relaciona con el centro y desde el centro la vida se siente sin restricciones.

> *Cuando tienes una conciencia no dual, estás tan relajado que no discutes con la vida tal y como es.*

Esta disposición ecualiza la vaga sensación de presión interna que te lleva a mejorarte a ti mismo en un abanico de prácticas espirituales, y te alivia de la ansiedad sutil que te empuja a estar constantemente haciendo algo. Entonces es cuando, lo que Bonder llama el centro del misterio del corazón (o la herida primordial),[15] que Neil Cohen nombra como el sentido de separación, se vuelve consciente.[16] Esta es una reconciliación de opuestos, un orden superior de lo que Jung denominó la función transcendental.[17] Jung describe cómo esta función transcendental se activa a sí misma cuando logras descender en el centro de tu inconsciente hacia los sentimientos no deseados de dolor. Si te quedas allí abajo por suficiente tiempo, hasta que puedas soportar la intensidad de los sentimientos, estos se transmutan en su opuesto, y entonces lo que se sentía como doloroso se convierte en una poderosa capacidad. Cuando dejas de resistir tus sentimientos y les permites ser tal cual son estos regresan a su estado original. Lo neutral, el lugar no dual en el nodo sinoauricular del corazón, es la fuente y el centro de tu línea media, tu centro y tu fundación.

¿COMO APLICA LA NO DUALIDAD A MIS PACIENTES?

Estamos listos para explorar la práctica del Toque de Quietud en forma seria, comenzando en el siguiente capítulo. Pero antes de proceder, no olvidemos que el paciente está en todo lo que hemos cubierto.

Lo que describo en este capítulo aplica tanto al paciente como al practicante. Después de todo los pacientes son el centro de esta experiencia compartida con el Aliento de Vida. Es tu responsabilidad desarrollarte a ti mismo primero si quieres estar al servicio de tus pacientes. Después de todo, si no eres capaz de relajarte profundamente, ¿Cómo lo harán tus pacientes?

Una de las preguntas que escucho con más frecuencia es: ¿Por qué un paciente me necesita si no estoy haciendo nada durante la sesión? Tu paciente te necesita precisamente porque puedes no hacer nada. Cuando descansas en la presencia de la quietud sin interferir con el tratamiento inherente que está en proceso, apoyas a tu paciente a relajarse en la respiración primaria. Tu capacidad de permanecer profundamente en el espacio de tu corazón incrementará significativamente la potencia de la coherencia en el espacio cardíaco de tu paciente, para que la respiración primaria pueda hacer su trabajo. Sin embargo, si tu paciente se encuentra mucho más avanzado en cultivar su quietud entonces él te estará dando el tratamiento a ti. Esto es así porque el alto orden de coherencia en su corazón se entonará con tu campo cardíaco, incrementando su coherencia. Esta es la razón por la cual el énfasis ha estado en ti como practicante hasta ahora. Es nuestra responsabilidad el ser modelos como ejemplos vivientes, vivir lo que predicamos, antes de poder ayudar a nuestro paciente a hacer lo mismo.

CAPÍTULO
TRES
LA PRÁCTICA CRANEAL PRE-BIODINÁMICA

Las investigaciones del Dr. Sutherland se extienden a más de la mitad de un siglo, él fue incansable en su búsqueda dentro del trabajo craneal, dejándonos tres diferentes tipos de este trabajo: biomecánico y funcional, que son práctica pre-biodinámica, y biodinámico. Algunas escuelas de trabajo craneal enseñan derivaciones de un tipo mientras que otras mezclan los tres enfoques, lo cual lleva a una serie de confusiones. No obstante, si puedes entender las diferencias fundamentales entre cada modelo, entonces podrás seguir más fácilmente la fuente del curriculum de cada escuela en particular. Yo me quedo con las definiciones básicas derivadas directamente de la fuente original: Las enseñanzas del Dr. Sutherland. Por lo tanto, notarás que algunos de los términos biomecánicos y biodinámicos que uso varían de aquellos publicados en la terapia craniosacral y la terapia biodinámica craniosacral. Será necesario trasponer las definiciones de tu entrenamiento particular para que coincidan con las desarrolladas por Sutherland que han sido transmitidas por tradición oral.

QUIETUD

EL MODELO BIOMECÁNICO CRANEAL

El modelo biomecánico es el más ampliamente practicado, lo cual es correcto ya que fue el primer trabajo craneal desarrollado y enseñado por el Dr. Sutherland. Esta práctica craneal pre-biodiniámica es clásica en cuanto al enfoque de la relación estructura-función de los principios estándar de la biomecánica. Sutherland acuñó el término respiración primaria, llamada así por ser previa a la respiración torácica, este es un modelo mecánico basado en el impulso rítmico craneal, la movilidad inherente del cerebro que afecta a las meninges, o a la tensión recíproca del sistema membranoso. A medida que el impulso rítmico craneal mueve el cerebro, arrastra la tensión recíproca de las membranas, creando un movimiento mecánico, pero Sutherland derivó este modelo conceptualmente, no sensitivamente, según el Dr. Jealous.[1]

Con el tiempo el llamado impulso rítmico craneal cambió a pulso craneal. La teoría de Sutherland asegura que el movimiento de la respiración primaria envuelve y desenvuelve el cerebro a lo largo del eje de desarrollo de los ventrículos laterales, lo cual en su momento mueve la tensión membranosa recíproca.[2] Sutherland teorizó que esta tensión tiene puntos de contacto en polos específicos dentro del cráneo, al moverse jala estos puntos y actúa como una palanca que mueve la articulación esfenobasilar. Disecciones recientes han descartado que estas conexiones existan.[3]

El movimiento en la articulación esfenobasilar es el principio más codiciado de la teoría biomecánica craniosacral, es el punto nodal alrededor del cual todos los demás huesos se mueven, no solamente la bóveda craneal y los huesos de la cara, sino también el resto del sistema esquelético, a través de la conexión dural hasta el sacro. El que exista algún movimiento en la articulación esfenobasilar es controversial.[4] Aun así, teóricamente, su movilidad mueve el cráneo, y a través del enlace de un núcleo dural enlaza sus acciones al movimiento de todo el resto del cuerpo, de una posición a otra, a través de su *fulcra axial*, es lo que se conoce como movimiento intraóseo (el movimiento entre dos huesos).

La respiración primaria también mueve el aracnoide, que son las meninges que contienen líquido cerebro espinal. Mientras el aracnoide fluctúa, crea a su vez las fluctuaciones longitudinales y laterales en el fluido cerebroespinal, lo cual combinado con las conexiones de la fascia moverán todos los tejidos del cuerpo. Hay dos fases de la respiración primaria. Durante la primera fase, inspiración o inhalación, la médula espinal se acorta mientras el cerebro se expande y se enrolla a lo largo del eje de los ventrículos laterales hacia la *lamina terminalis*, simultáneamente el cerebro se ensancha en su eje transversal, se acorta de anterior a posterior y decrece en su altura vertical. Debido a que la inspiración produce flexión en la articulación esfenobasilar, el movimiento de todos los huesos del cráneo, asi como el sacro a través del enlace nuclear, es también flexión (o como se la ha llamado rotación externa de los pares oseos). La segunda fase es la expiración o exhalación, durante la cual la médula espinal se elonga, mientras el cerebro se desenrolla, y el resto de los componentes revierten el movimiento. Esto produce extensión (o rotación interna de los pares óseos).

La flexión y extensión (la rotación interna y externa), son los movimientos fundamentales de la onda craneal. Estos, combinados con los movimientos secundarios de flexión lateral, torsión, tensión vertical y lateral, lateroflexión, decompresión y compresión se convierten en los patrones de movimiento permitidos en la onda craneal (permitidos significa que conceptualmente solo se permite la existencia de estos patrones).

La articulación esfenobasilar es la articulación clave, *el fulcrum*, que dicta como los demás patrones de movimiento son nombrados y definidos. Aun cuando apliques una técnica específica esta va orientada al eje (o fulcrum) sobre el cual un hueso en particular se mueve (por ejemplo el eje del hueso frontal), aun nombras este patrón de movilidad con base en el movimiento permitido en la articulación esfenobasilar. Esto causa una tremenda confusión entre los estudiantes de trabajo craneal.

El practicante va a buscar evaluar los patrones craneales de lesiones aplicando una seria de pruebas de movimiento para determinar el rango de este en el hueso. Accedes a esto sintiendo en qué dirección se mueve el hueso con mayor facilidad así como en que rango se permite este movimiento. Un tratamiento corrige mecánicamente cualquier distorsión de lo que se considera el patrón normal de movilidad permitida en el hueso (en la articulación o sutura del mismo).

Para tratar una lesión vas guiando el hueso en el vector de su movilidad permitida en la dirección que sea más fácil hasta que encuentras el punto en donde esta movilidad se detiene o termina o encuentra una barrera y lo sostienes ahí. De esa forma estas exagerando el patrón de la lesión y produces una tensión que iguala, o es mayor que, la dinámica sin tensión de la membrana ósea, lo cual crea un punto de balance. Esta práctica se llama tensión equilibrada de las membranas, y puede compararse con quitar la holgura del lado suelto de una banda elástica hasta que ambos lados estén igualmente tensos. Sostienes los tejidos en esta tensión balanceada de las membranas para inducir un punto de quietud, esto es, hasta que cesa el movimiento craneal. En este punto de quietud, se desarrolla una potencia que facilita un cambio en el equilibrio dinámico de la tensión a través de los tejidos y los fluidos. Esto reorganiza las fuerzas inertes y cambia el tono de tensión en los tejidos. Un nuevo balance en los tejidos expresa ahora una un patrón de movimiento mucho más sincrónico. Cuando el practicante siente esta sincronía del movimiento en la onda craneal puede entonces moverse hacia la siguiente lesión ósea y repetir este proceso, hasta que un número suficiente de patrones de lesión se han corregido por una sesión o tratamiento.

LOS DOS TIPOS DE PRÁCTICA PRE-BIODINÁMICA SON: BIOMECÁNICA Y FUNCIONAL

Existen dos acercamientos al tratamiento biomecánico. Primero puedes empezar el tratamiento moviéndote en la dirección en que el movimiento es más fluido, como se describió antes, este es el método indirecto. Una alternativa es el método directo, pero el practicante necesita tener un detallado conocimiento de la arquitectura de las suturas craneales, su rango de movimiento específico, para emplear este correctamente. En esta forma se aplica directamente una fuerza física precisa para crear cambios en la sutura que armonicen la relación entre los huesos, sin usar como guía la movilidad de la onda craneal. De este modo mueves el hueso directamente de regreso a su posición original hasta que hay una liberación de la tensión entre las suturas.[5] Un método directo muy común es el ajuste espinal, este mismo principio puede ser aplicado a los huesos del cráneo: si está fuera de su lugar lo regresas a su posición original, pero ¡asegúrate de saber muy bien lo que estás haciendo!

Los puntos de quietud son válidos en la onda craneal, en este caso sólo en el trabajo biomecánico indirecto ya que el método directo de suturas ignora por completo la pulso craneal. Los puntos de quietud pueden surgir en dos formas: por sí mismos, al final de cada movimiento o excursión (flexión, punto de quietud, extensión, punto de quietud), o cuando son inducidos por el practicante. Para inducir este punto de quietud, debes exagerar el movimiento craneal hasta su límite y sostenerlo allí hasta que llegue a la quietud, después de lo cual el hueso craneal expresará un movimiento sincrónico.

EJEMPLOS DE UNA PRÁCTICA CRANEAL BIOMECÁNICA

La mayoría de los practicantes de trabajo craneal usan el enfoque biomecánico más que cualquier otro. De lejos el enfoque más ampliamente practicado de este trabajo es el denominado Terapia craneosacral, desarrollado por el Dr. John Upledger (en mi opinión un practicante que aprendió trabajo craneal fuera de la osteopatía. Le rindo homenaje a Upledger. Su coraje por oponerse al código de ética de su profesión, con un gran costo para su reputación profesional, y enseñar trabajo craneal fuera del grupo cerrado de los osteópatas sacó de la obscuridad el trabajo craneal). A la zaga de los practicantes de Terapia Craneosacral se encuentran la osteopatía craneal, la técnica sacrooccipital, la craneopatía, la kinesiología aplicada y muchas otras. La mayoría de los osteópatas y terapautas craneosacrales usan el método indirecto. Dado que no sólo vivimos de biomecánica sigamos con los métodos funcionales.

EL MODELO CRANEAL FUNCIONAL

El enfoque funcional es indirecto, pero difiere de la biomecánica en la forma en que evalúa y trata a los pacientes.[6] Aun estarás siguiendo la onda craneal pero sin exagerar el movimiento craneal a lo largo del vector en donde fluye con facilidad hasta el punto final, tampoco sostienes el hueso hasta su límite ni induces el punto de quietud. En el modelo funcional el paciente puede participar enfocando su respiración en el área de la lesión, al tiempo que el sistema nervioso autónomo disminuye el estrés en su cuerpo.

Dado que no necesitas hacer las pruebas de movimiento o aumentación tu intervención es menor, debido a esto el enfoque indirecto requiere un mayor grado de confianza en el poder inherente de curación para resolver las lesiones. Tu labor es apoyar (y moverte de acuerdo a) el movimiento permitido de la onda craneal, en la dirección en que fluye con facilidad (como en el modelo biomecánico), pero solamente dentro del rango de libertad de movimiento. En este punto, si esperas en lugar de intervenir habrá un progresivo aumento en la libertad de movimiento, hasta que de manera inherente surja la tensión balanceada de las membranas.

Mientras estás esperando, la tensión se disuelve en los tejidos, lo cual suspende al hueso en un estado de libre flotación (boyante), en el trabajo funcional se conoce a este como el estado neutral dinámico (un hueso que flota en esta libertad de moverse en cualquier dirección es lo que se llama neutral). Mientras esto sucede, debes pedirle al paciente que concentre su respiración en el área de la lesión. Cuando el paciente respira en este campo neutral flotante el movimiento diafragmático se vuelve un agente terapéutico que ayuda a cambiar el patrón de la lesión craneal de vuelta a un estado de balance. Dado que la respiración consciente relaja al paciente, también modifica el sistema nervioso autónomo de un estado dominante simpático hacia una función parasimpática. Después de que ocurre este balance en el sistema nervioso autónomo y el paciente entra en un punto de quietud, la potencia infunde el área lesionada, creando por lo tanto un intercambio dinámico entre la potencia, los fluidos y los tejidos. Una vez que estas fuerzas se han auto organizado emerge un patrón de onda craneal sincronizado. Entonces puedes moverte hacia el tratamiento de la siguiente lesión. La resolución de la lesión se da gracias a una inteligencia inherente, no a tu intervención.

En el trabajo funcional, el punto de quietud es esencialmente el mismo que en modelo biomecánico, la única excepción es que este surge de forma inherente en un estado neutral, y no es sugerido o inducido por el practicante. En su última serie de clases transcritas, el Dr. Sutherland habla apasionadamente sobre la importancia de no aplicar ninguna fuerza externa en las lesiones craneales. En su lugar, implora a sus alumnos a que dejen que: "la infalible potencia de la marea" sea la fuerza conductora.[7]

Entonces sigues la inteligencia del pulso craneal, y te orientas hacia el movimiento de la articulación esfenobasilar, tu métodos no se basan solamente en los principio biomecánicos. También confías en la inteligencia inherente que corrige las lesiones, mientras te guía en forma intuitiva por una secuencia de técnicas.

EJEMPLOS DE PRÁCTICA FUNCIONAL

Existen muchos métodos osteopáticos funcionales.[8] Por ejemplo: la técnica energética muscular, de contrapeso, el método funcional y balance cero.[9] Finalmente, en sus últimas clases de trabajo craneal que encontramos transcritas, el Dr. Sutherland habló con pasión de no aplicar ninguna fuerza externa a las lesiones craneales. En lugar de ello, imploró, dejemos que la "potencia infalible de la Marea" sea la fuerza que nos guíe. Sin embargo, esto implica esperar en una disposición neutral hasta que la potencia inunde todo el cuerpo. El trabajo funcional, aprender a esperar el estado neutral, es el portal de la biodinámica.

EL UMBRAL DE LA BIODINÁMICA

Tenemos aquí un umbral mayor que cruzar para llegar desde las prácticas biomecánicas y funcionales hasta el trabajo biodinámico.[10] Es vital que entiendas las diferencias entre estos acercamientos o enfoques: En primer lugar, es una potencia de todo el cuerpo que emana la respiración primaria la que se convierte en la fuerza guía de la biodinámica, pero su definición cambia porque la onda craneal ya no es el agente terapéutico guía. En segundo lugar, en la biodinámica no se aplican técnicas ni intenciones, se trata de permitir que la respiración primaria sea la fuerza guía (en lugar de la onda craneal) y dejar que sea ella la que realice la curación. Esta es una inteligencia en la que confías intrínsecamente porque es la conciencia que existe en todos los organismos vivos.[11]

Una vez que entras en contacto con la potencia, como la quietud completa de todo el cuerpo desde la cual surge la respiración primaria experimentas un momento de claridad: te das cuenta que su flujo de ida y vuelta es lo que crea todo el movimiento celular dentro del sistema del paciente, el cuerpo se mueve como una unidad, dirigido por esta fuerza. Este sutil movimiento fluido corre a través de todo el sistema mente-cuerpo sin tomar en cuenta las diferentes capas.

En otras palabras, la respiración primaria infunde fluidez, pasa a través y se mueve entre cada capa, ósea, muscular, de los órganos, fluidos o psique, como si no existieran barreras.

Otra de las diferencias fundamentales entre la biodinámica y el trabajo funcional o biomécanico es que no se enfoca en la anatomía de manera local, en un hueso o movimiento de las membranas, como la harías si estuvieras siguiendo el pulso craneal. En medio de la potencia de la respiración primaria, la anatomía y los tejidos pasan a segundo plano y en su lugar sientes el movimiento completo del cuerpo con una fluidez que danza como protoplasma líquido. En este cuerpo fluido se percibe que todo el movimiento proviene de la respiración primaria. Sientes esta respiración que va y viene como una danza polar entre las fuerzas etéricas de la levedad (expansión del espacio) y las fuerzas terrestres de la gravedad (contracción del espacio). Este movimiento ocurre a través de los fluidos protoplasmáticos y dentro de las células. En este fenómeno, estamos observando lo que el embriólogo Dr. Blechschmidt caracterizó como "las fuerzas fluctuantes en los fluidos de la matriz viviente embrionaria", las fuerzas que "producen equilibrio mecánico en los procesos metabólicos durante el movimiento del desarrollo".[12]

La biodinámica difiere del método funcional y del biomecánico en muchas otras formas. La marea fluida de la respiración primaria es estable, mientras que la onda craneal es variable, su grado de motilidad es cuatro veces más lento que el rango de la onda craneal. La respiración primaria en marea fluida mantiene un flujo estable de ida y vuelta de dos a tres ciclos por minuto, mientras que el rango de la onda craneal varía entre seis y catorce ciclos por minuto.[13]

Aún cuando el enfoque no es en la anatomía, ni en biodinámica ni en post-biodinámica, Es importante enfatizar que en biodinámica el enfoque ya no es anatómico, ni en la articulación esfenobasilar (el *fulcrum* de todo el movimiento craneosacral) o en el movimiento interóseo (el movimiento eje entre los huesos). En cambio sientes un campo fractal unificado que respira, que no sólo insufla dentro de los huesos como movimiento intraóseo, sino que también respira dentro y alrededor de las membranas, los tejidos, las células y los fluidos, así como a través de la psique. Por lo tanto, ya no se nombran patrones de lesión de onda craneal con movimiento permitido, porque se está más involucrado con la dinámica del fluido holográfico (la totalidad corporal) fractal del protoplasma viviente que respira.

Aún cuando el enfoque no es en la anatomía, ni en biodinámica ni en post-biodinámica, para entender mejor los efectos de la respiración primaria en todo el cuerpo, aislemos los huesos y las membranas por un momento, sin perder de vista que esta respiración fractal ocurre simultáneamente dentro de las células del cuerpo. El sistema membranoso (falx, tentorium y faja dural anterior) no se fijan de una manera más fuerte en ningún lugar específico del cráneo, ni siquiera en los polos. En su lugar toda la superficie del cerebro está revestida de piamadre, que es contigua a la capa aracnoidea que a su vez está unida a la duramadre. La Dura madre puede compararse a una hamaca en la que el cerebro se relaja. El cerebro descansa en un líquido cefalorraquídeo flotante en la hamaca hecha por el falx, el tentorium y la faja dural anterior (esta hamaca está unida uniformemente al interior del cráneo, como el endosteum). Luego, la Duramadre perfora las suturas y cubre la otra superficie de los huesos craneales, el periostio. Dado que los huesos craneales están envueltos en la membrana dural de esta manera, el cráneo se mueve como una unidad con las membranas, el líquido cefalorraquídeo y el cerebro.

De este modo, en el modelo biodinámico se percibe el movimiento de la respiración primaria en los huesos como una respiración membranosa uniforme en el cráneo que existe en todo el cuerpo, durante la inspiración (inhalación) de larga duración, si sólo se observara la motilidad ósea, se percibiría el movimiento que se desplaza simultáneamente hacia arriba por la línea media y se irradia de forma periférica como un ensanchamiento transversal en el interior del hueso, que se infla como un pulmón que respira. Esto inspira una potencia coherente para infundir los fluidos dentro del hueso, lo que crea ligereza en el mismo. La ligereza suspende los efectos de la gravedad y crea la flotabilidad y el espacio que ayudan a desacoplar los patrones de movimiento inercial comprimido. El *fulcrum* que organiza el movimiento inercial es ahora flotante, en un espacio neutro, y está libre para moverse por lo tanto, se orienta y fluye rápidamente con la respiración primaria.

Con la exhalación la potencia retrocede como la marea, llevándose con ella la levedad, y dejando una estela de *fulcra* reequilibrada y patrones de fluidos nuevamente sincronizados. Posteriormente, la fuerza de la gravedad organiza la forma y la dinámica espacial (posición) en los tejidos, basándose en el modelo de salud establecido por la inspiración/inhalación. La levedad imprime los patrones saludables de forma en los campos fluidos, y la gravedad los encarna en los tejidos.

Lo que estás observando aquí es la ley de Wolff en acción y sus principios pueden ser aplicados a todo, desde los huesos hasta todas las células del cuerpo. (Ver Apéndice 2 para más información) El tratamiento biodinámico, por lo tanto, está exclusivamente bajo la guía de la respiración primaria. Dado que el tratamiento no está dirigido por tu inteligencia humana, no hay necesidad de aplicar ninguna fuerza externa al sistema del paciente basada en tus ideas concebidas de movimientos permitidos. Cualquier actividad eferente que apliques impregna con su voluntad el delicado campo de la respiración primaria. Tus buenas intenciones pueden impedir el tratamiento, incluso si simplemente estás tratando de ayudar a la respiración primaria a través de "habilidades de conversación"[14] u ofrecer una sugerencia para un punto de quietud, como por ejemplo, "¿le gustaría hacer una pausa?"[15]

> *El aliento de vida tiene 3.5 billones de años. Es la inteligencia universal que ha creado todos los organismos vivos desde el comienzo de la vida en este planeta. Ciertamente, puede resolver los patrones de inercia en mi paciente sin mi ayuda.*

Aunque parezca paradójico, el poder del Aliento de Vida es la razón por la que cualquier modalidad de tratamiento cura, independientemente de su grado de invasión, ya sea cirugía, medicamentos, nutrición, manipulación, trabajo corporal, homeopatía, acupuntura, movimiento, psicoterapia, hipnoterapia, curación espiritual, oración o meditación. Sin embargo, cuanto menos invasivo sea el tratamiento, mayor será el potencial de curación dinámica. Si puedes estar presente, y neutra tal vez se te conceda el privilegio de presenciar este proceso milagroso que ya está incorporado en nuestros sistemas.

EJEMPLOS DE PRÁCTICA BIODINÁMICA

Como se ha mencionado, hay dos tipos de trabajo craneal biodinámico que se adhieren a los principios de no intervención del Dr. Sutherland: la osteopatía biodinámica en el campo craneal y mi propio enfoque, el Toque de Quietud. La biodinámica osteopática, que es el trabajo directo del Dr. Sutherland, fue desarrollada y enseñada por los doctores Becker, Jealous, Duval, Fulford y muchos otros osteópatas (como se indica en el libro *Stillness Touch*, Toque de Quietud, Apéndice 3: Citas de osteópatas). Excluyo de la biodinámica la práctica popularizada llamada terapia craneosacral biodinámica porque mezcla los tres tipos de trabajo craneal: biomecánico, funcional y biodinámico. Las escuelas de terapia craneosacral biodinámica también mezclan con la polaridad, la terapia craneosacral y la somática.[16] Por lo tanto, lo que enseñan implica métodos pre-biodinámicos indirectos biomecánicos y funcionales de evaluación y tratamiento superpuestos a la biodinámica. Hay que tener en cuenta que todo esto se hace, supuestamente, dentro de los principios biodinámicos de la respiración primaria de todo el cuerpo, no mecánica, lo cual aumenta la confusión.

> NOTA: Mi caracterización de la Terapia Craneosacral Biodinámica, que expongo a continuación, se basa en mi experiencia directa como participante de una clase avanzada para profesores, la revisión de su plan de estudios, libros y la comparación de sus principios y prácticas con las definiciones osteopáticas

originales de los tres tipos de trabajo craneal, biomecánico, funcional y biodinámico.

Los practicantes de Terapia Biodinámica Craneosacral utilizan la mecánica funcional de movimientos permitidos y técnicas craneales indirectas que se convierten en intenciones, sugerencias y habilidades de conversación. Así que, en lugar de una técnica craneal física, se aplica una técnica perceptual, utilizando la voluntad como intención para imaginar el hueso en movimiento en su rango de movimiento biomecánico permitido. Por ejemplo, para realizar una técnica de descompresión esfenoidal, haría el contacto esfenoidal biomecánico con la posición del pulgar estándar, y luego imaginaría que el esfenoide se separa del occipucio en la articulación esfenobasilar.[17] Aunque puede sonar indirecto, estas sugerencias biomecánicas son actividades eferentes, y los movimientos permitidos son demasiado lineales para cooperar con el movimiento fractal de la respiración primaria. Aplicar fuerzas externas con intención, es incompatible con lo que el Dr. Sutherland enseñó en sus últimos años. La importancia de la no intervención se hará evidente a medida que avancemos. Lo que sigue es una exploración de este proceso vivo, basado en los principios establecidos por el Dr. Sutherland.

Exploremos ahora el mapa biodinámico.

CAPÍTULO
CUATRO
EL MAPA DE LA BIODINÁMICA

Antes de continuar, hagamos un resumen del mapa de la Biodinámica Osteopática , comienza con la disposición neutral, como quietud de todo el cuerpo, que emana la marea fluida y luego evoluciona hacia la marea larga, para desaparecer en la Quietud Dinámica, YO SOY, que es el final del mapa biodinámico osteopático como se muestra a continuación:

NEUTRAL - MAREA FLUIDA - MAREA LARGA - QUIETUD DINÁMICA - YO SOY

Los términos que uso a continuación intentan articular lo que puede sentirse en el trabajo craneal biodinámico. Lo que sigue es una forma de pensar la biodinámica y los procesos que aquí surgen, pero ten en cuenta que estas sesiones y sus secuencias nunca son las mismas dos veces, porque se expresan como patrones fractales; en realidad no pueden describirse con precisión. Entonces no te quedes atrapado pensando que esto es un mapa estricto para cada sesión o que los procesos se desenvolverán siempre de la misma manera.

NEUTRALIDAD

El estado neutral del paciente

El estado neutral del paciente es el punto eje en la biodinámica.[1] Es el espacio libre en donde la potencia infunde su inercia como punto de contacto con la huella original de movimiento saludable y coherente. En la quietud del estado neutral, los puntos de contacto inertes se infunden de levedad, lo cual suspende el movimiento de los patrones fijos y comprimidos. El ritmo de la inercia se va haciendo más lento hasta detenerse, mientras los patrones comprimidos se expanden y liberan el punto de contacto para que fluya espontáneamente con la respiración primaria. Como una brújula que apunta al norte, los *fulcra* liberados se orientan hacia la línea media, porque la respiración primaria se expresa desde allí. Cada punto de contacto liberado que se alinea ayuda a volver a balancear la línea media. Mientras más balanceada esté la línea media, mayor será su capacidad de distribuir la potencia aún más coherentemente. Esta potencia reorganiza los campos metabólicos, una acción que restaura la función vital de las membranas celulares, regresando la salud a las células. Este proceso es acumulativo, regresando los tejidos del cuerpo del paciente a su estado y función originales. Esto es la transmutación, la inercia cambia hacia un movimiento saludable que a su tiempo crea una estructura sana. El estado neutral es lo que hace posible esta transmutación.

El estado neutral comienza cuando el paciente confía tanto en el practicante como en el Aliento de Vida lo suficiente como para descansar en la quietud (mientras permanece receptivo a la salud) y cuando el practicante se reserva de cualquier intervención eferente, por lo tanto no inyecta estrés en el delicado campo de la respiración primaria. La tensión balanceada de las membranas flota libremente en todo el cuerpo con boyante fluidez. Una vez que la movilidad inerte está en quietud y flotabilidad, construirá suficiente potencia en todo el cuerpo para suavizar la sustancia primordial en estado de gel de regreso al líquido (en este punto, un practicante avanzado podrá sentir los tejidos regresando a su estado fluido).

El estado neutral del paciente es fundamental porque marca el punto en el cual se ha relajado lo suficiente para permitir que su sistema nervioso cese su vigilancia y su actividad refleja y ceda el control del tratamiento a la respiración primaria.

El estado de neutralidad del practicante

La disposición del practicante puede ayudar a hacer más o menos difícil el estado neutral en el paciente. Toma en cuenta que el cuerpo completo puede ser remodelado en minutos, aun cuando sea sujeto de señales ambientales menores. Si al menos una parte infinitesimal de una célula es impactada eso afecta a la totalidad de la célula. La célula actúa como una totalidad coherente porque la información o efecto que disturba se propaga rápidamente a todas las demás.[2] Debido a que cada célula es coherente con todas las demás, un cambio en una de ellas afectará a todo el organismo. Al cambiar una molécula en la membrana celular cientos de receptores y respuestas proteínicas cambiarán. Entonces la célula cambia su función, forma y posición lo cual fluye hacia la otra célula que en su momento alterará a cincuenta millones de células, es una modulación fractal que desafía la descripción.[3]

Dado que la célula es tan sensible, incluso un minuto de intervención del practicante puede desencadenar un efecto dominó, por lo tanto en mi curso para practicantes, no añadimos nada desde afuera del sistema, ninguna fuerza. Esta es mi interpretación de lo que Sutherland pidió: "Ninguna fuerza externa puede aplicarse de manera segura". Para mí, esto significa que no apliques ninguna actividad eferente, lo cual incluye: prueba de movilidad, sugerencias, percepción enfocada, dirección fluida o aumentación. En lugar de la actividad eferente, esperas, permaneces relajado y quieto y en reverente ecuanimidad. Cuando aceptas esta disposición dejas al Aliento de Vida libre de estar en su estado natural y puede entonces re-sincronizar coherentemente los patrones inertes con el todo.

Si aplicas técnicas eferentes, aún las habilidades de comunicación no verbal más sutiles, sugerencias, intenciones o incrementos, imprimes un patrón exacto de estos patrones lineales en el delicado campo de la respiración primaria. Simplemente es como sucede. Este campo de quietud absoluta es tan totalmente transparente que puede ser comparada con una película fotográfica expuesta. Mientras mi actividad eferente está imprimiendo vectores de estrés en este campo sensible, esto crea patrones destructivos de interferencia que pueden aprisionar a la respiración primaria, forzándola a tratar con las líneas de esta fuerza inducida en lugar de con las fuerzas ya presentes en el cuerpo del paciente. Lo diré otra vez: aún la más sutil y amorosa sugerencia es eferente, y por lo tanto no neutral.[4]

Los caminos que voy dejando en mi paciente por medio de esta interferencia es lo que el Dr. Jealous llamó "falsos puntos de quietud". Estos puntos iatrogénicos son puntos de poder que crean un movimiento de inercia que entonces el cuerpo debe resolver. Aún más allá, resolver este tipo de inercia usa la potencia disponible para el paciente, lo cual lo deja entonces sin sus recursos. Si estos recursos comprometidos llegan a la extinción, y el sistema se estresa, eso iniciará el mecanismo de defensa del cuerpo, esta reacción sobrepasa a la respiración primaria y el paciente queda aún más exhausto y vulnerable. Para protegerse, es posible que se disocie o sufra alguna reacción al tratamiento o se encierre y se quede inmóvil. El Dr. Lipton describe cuán destructivos son los patrones de interferencia que pueden "detener el giro de un átomo en su camino".[5]

Una indicación de que tus buenas intenciones se han interpuesto en el camino es cuando la marea fluida o la marea larga desaparecen y en su lugar aparece el pulso craneal en el cuerpo del paciente. Este cambio hacia la onda craneal no es el preámbulo de la sesión llegando a su fin, más bien es un signo de desestabilización, o de que el cuerpo está sobrepasado.

QUIETUD

En mi experiencia, el paciente no regresa al pulso craneal a menos que yo haya desestabilizado su sistema craneosacral. Recuerda, la onda craneal está entonada de forma precisa con el grado de invasión presente en los tejidos. Su radio es inestable porque debe modularse constantemente en respuesta a la intensidad que se percibe como una amenaza. El pulso craneal es el guardián del portal, listo para iniciar el mecanismo de defensa requerido: huir o pelear, y es la máxima autoridad de los sistemas hormonales autoinmunes en defensa de un posible agresor. Por lo tanto, la presencia de la onda craneal indica que el ego del paciente percibe peligro y está en estado de vigilancia. Cuando los reflejos de estrés toman el control, la descarga colectiva desde el sistema nervioso central, inmune, y los sistemas hormonales sobrepasan el estado neutral del paciente, lo cual colapsa la coherencia del campo cardíaco. Los patrones de defensa subsecuentes, como un abanico de señales ruidosas bloquearán la percepción del paciente del flujo de la respiración primaria.

Como dije antes, los practicantes de terapia biodinámica craneosacral aplican técnicas eferentes, como intenciones, puntos de quietud sugeridos, enganchandose en habilidades conversacionales con el paciente mientras están en el campo biodinámico de la respiración primaria. Sin embargo, la actividad eferente no está alineada con las enseñanzas del Dr. Sutherland. Francamente es una sobreposición de biomecánica funcional en la biodinámica.

Me sitúo en el lado de la confianza absoluta en el Aliento de Vida, por lo que me esfuerzo por entregar el control total de la sesión a la respiración primaria. Interpreto y enseño de esta manera porque no sólo mi maestro fue alumno del Dr. Sutherland, sino que también creo que el Dr. Sutherland llegó a esta misma conclusión: justo antes de su muerte: "Estar quieto y saber que Yo Soy".[6]

DEL PUNTO DE QUIETUD A LA QUIETUD

El punto de quietud es un acontecimiento funcional local de los tejidos, mientras que la quietud aparece en todo el cuerpo en forma inherente, sin sugerencias. Se define con precisión en la biodinámica como el estado neutral. El paciente esta en neutral cuando la quietud se extiende a todo el cuerpo y la respiración primaria surge.

Es a partir de este punto de quietud del sistema mente-cuerpo que las partes pueden reunirse como un todo. El punto de quietud crea el espacio necesario para el intercambio dinámico entre las fuerzas coherentes de movimiento saludable y las fuerzas agotadas o inertes. La respiración primaria surge del punto de quietud. Por lo tanto, interpreto este punto como la quietud de todo el cuerpo desde donde la respiración primaria se expresa.

Un punto de quietud aún más profundo ocurre cuando esta quietud entra desde el exterior, llena la habitación mientras simultáneamente, impregna el cuerpo ya inmóvil del paciente. Aunque la respiración primaria emerge desde ambos tipos de quietud, cada uno de estos crea un portal diferente: el punto de quietud del cuerpo es el portal hacia la marea fluida, pero la increíble quietud que entra desde el exterior es el portal hacia la marea larga. El último punto de quietud es la vasta e infinita Quietud Dinámica en la cual la respiración cesa lo cual marca el final del mapa biodinámico de las mareas.

LA QUIETUD DINÁMICA - EL FINAL DEL MAPA BIODINÁMICO

La quietud definitiva es la quietud dinámica infinita en la que cesa toda respiración primaria, lo que obviamente marca el final de la biodinámica. Cada grado de quietud posee profundidades crecientes de potencia que contienen poderes de coherencia y de fuerzas transmutadoras cada vez mayores, mismas que se encuentran disponibles para el paciente como expresiones del desenvolvimiento del Aliento de Vida que se disuelve en la Quietud Dinámica. Una vez que la Quietud Dinámica desciende para implosionar en las células, emerge el Aliento Puro de Amor y entramos en un dominio de conciencia post-biodinámico sin mapas.

En el pulso craneal, cuando la tensión equilibrada de la membrana se vuelve boyante, es el comienzo del estado neutral funcional. Cuando la flotabilidad de los tejidos se transmuta en fluido y el paciente se encuentra en la disposición neutral de la quietud de todo el cuerpo, entramos en la marea fluida. Y después de una serie de puntos de tensión balanceada en el cuerpo fluido, una profunda quietud entra en la habitación desde el exterior y transmuta el fluido en una potencia equilibrada, como la tensión de potencia equilibrada de la marea larga.

La transmutación procede así en el paciente: sus tejidos se convierten en fluidos; los fluidos se transforman en potencia; y la potencia se disuelve en Quietud Dinámica. Este proceso es un ciclo alquímico de transmutación: Cuando la potencia, como *prima essentia*, se combina con los tejidos (tierra), se transmuta en fluido (agua); el fluido se convierte en potencia (aire y fuego) y, finalmente, todo se disuelve en quietud (éter), el terreno desde el cual surgen y desaparecen todos los elementos.

Cuando la Quietud Dinámica desciende a las células, la tierra se regenera según un orden de coherencia totalmente nuevo, como Aliento Puro de Amor, que nos devuelve los poderes de la resurrección. Exploraremos a fondo este dominio post-biodinámico del Aliento Puro de Amor en mi libro *Stillness Touch*/Toque de quietud.

LA QUIETUD ES EL PUNTO DE APOYO PARA LA TRANSMUTACIÓN

La quietud es el punto de apoyo para cada etapa de transmutación en el paciente, así como el punto de apoyo para el practicante. La quietud expand tu conciencia, te mantiene conectado a tu línea media y te estabiliza en una permanencia inquebrantable en tu Nodo SA, el lugar para el contacto corporal directo con la Quietud Dinámica.

RESPIRACIÓN PRIMARIA

Durante una sesión, la respiración primaria surge durante el punto de quietud del cuerpo en el cual sientes una delicada, sublime respiración total que brota de la línea media de tu paciente mientras irradia hacia la dimensión transversal, distribuyendo un potente conjunto fractal de patrones saludables en lemniscata (figura de ocho) que fluyen a través del cuerpo antes de replegarse.

En la marea fluida sientes la respiración primaria como un movimiento fluido protoplasmático y metabólico que va y viene en dos fases de doce segundos que hacen un ciclo de veinticuatro segundos, con dos o tres ciclos por minuto.

Sientes la respiración primaria de la marea larga como una potencia vasta, oceánica y vaporosa que viene desde afuera, entra a la habitación de manera periférica e infunde tanto tu percepción como a tu paciente con una sensación de una amorosa y radiante presencia. La marea larga va y viene en fases de cincuenta segundos como en ciclos de un minuto y cuarenta segundos, seis ciclos cada diez minutos. La marea fluida es el equivalente musical a un bajo armónico personalizado de la marea larga, mientras que la marea larga es una matriz universal de resonancia que se expresa como Quietud Dinámica.

La respiración primaria, independientemente de su desarrollo armónico o de su nivel de profundidad personal o transpersonal, infunde de señales sonoras que reestablecen potentemente los patrones de salud a través de tu paciente. El pulmón de la respiración primaria es la línea media, desde la cual los patrones fractales de vida se distribuyen en el cuerpo.

Esta respiración completa del cuerpo despierta en forma coherente al paciente (y al, practicante) a la dimensión de la percepción desde el corazón, ésta puede entonces reunirse con la conciencia acumulativa de tus células en tu sistema mente-cuerpo. Una vez despierta, la percepción del corazón reconecta a tu paciente tanto con la sabiduría de su propio cuerpo como con la sabiduría de la naturaleza, que es a menudo como lo describe el paciente. La respiración primaria es la potente fuerza que guía y dirige infaliblemente el proceso terapéutico, el plan de tratamiento inherente, que el practicante biodinámico sigue y en el que confía.

EL PLAN DE TRATAMIENTO INHERENTE

El poder sentir el plan de tratamiento inherente de tu paciente implica que el estado neutral ha madurado hacia la marea fluida de la respiración primaria. Hay tres desarrollos del plan de tratamiento inherente: la respiración primaria, la marea fluida y el movimiento presente. La respiración primaria puede ser vista como un estanque que permea y rodea el cuerpo de tu paciente, el manejo fluido es una corriente de movimiento que cambia de un lugar a otro en el estanque de la respiración, y el movimiento presente son como los remolinos y vórtices creados por el manejo fluido. Los patrones de movimiento locales, el movimiento presente, son los que puedes sentir en el cuerpo de tu paciente durante los dos o tres ciclos por minuto de la respiración primaria.

Sientes el manejo fluido dentro de la respiración primaria: mientras el paciente haya logrado un estado neutral con suficiente poder para reestablecer la coherencia, la potencia concentra su fuerza en manejar fluidamente las corrientes de un lugar a otro para juntar las partes inertes y reunirlas nuevamente como un todo. Como un jet que viaja a varias locaciones geográficas para crear patrones locales, esta potencia concentrada lleva los fluidos de manera secuencial hacia diferentes partes del cuerpo. Cuando el manejo fluido habita en un área en particular para resolver patrones inertes específicos, este es el movimiento presente, que es como el microclima específico en tu jardín, que puede ser como una tormenta con lluvia torrencial, o un calmado día de sol, o la suave caricia de la niebla.

El movimiento presente es un patrón fractal vivo que no puede ser descrito o comprendido. Por lo tanto, yuxtaponer el movimiento presente con el movimiento permitido es absurdo. El movimiento permitido es una conceptualización biomecánica, como la flexión, la extensión, la torsión, la torsión lateral, la tensión vertical o lateral, la compresión y descompresión, introducir estos vectores de movimiento en un campo fractal, aun como intenciones, raya en la violencia. Recuerda que mantener los movimientos permitidos en tu conciencia es lo que los genera.

En la biodinámica, la respiración primaria rodea y envuelve el cuerpo del paciente, y su aliento produce patrones fractales no lineales que dirigen el movimiento presente, lo cual tiene su asiento o nido en los cambios del manejo fluido. El tratamiento inherente está siempre en proceso dentro del sistema de tu paciente, resolviendo la inercia de manera continuada.

Mientras tu percepción incluya la respiración primaria, tu atención estará guiada a través de una secuencia a distintas áreas del cuerpo del paciente por medio del manejo fluido; esto combinado con la resolución en áreas específicas de inercia es el movimiento presente, es el plan de tratamiento inherente. Al conectar con el punto de contacto en tu corazón, el nodo sinoauricular, conectas con el punto de contacto en tu paciente que organiza este movimiento presente.

EL *FULCRUM*

Tanto el movimiento funcional como el movimiento inerte se organizan alrededor de un *fulcrum*. La quietud es el portal por medio del cual el movimiento inerte se reorganiza, y se transmuta en movimiento saludable, bajo la influencia de la respiración primaria.

Para encontrar la unión con el punto de contacto de tu paciente que organiza el movimiento presente, descansa en el nodo sinoauricular y tu quietud atraerá la quietud en tu paciente, de *fulcrum a fulcrum*. Es por esto que no hay necesidad de ir afuera de ti mismo al cuerpo de tu paciente para encontrar el punto de equilibrio dentro del movimiento presente. Esto sería percibido como una actividad eferente que no solamente es invasiva, sino que también interrumpe el plan de tratamiento inherente.

Te darás cuenta que el movimiento saludable es coherente, por lo que los *fulcra* en las estructuras de todo el cuerpo fluyen libremente en respuesta al efecto de la respiración primaria, como las algas en el océano que responden graciosamente a las corrientes de las mareas. De forma similar la matriz fluida de tu paciente, la sustancia primordial, fluye espontáneamente en sincronía con el ir y venir de la respiración primaria. El Dr. Sutherland llamó a este fluir "cambio automático del *fulcra*".[7] Estos puntos sanos de contacto (*fulcra*), están continuamente haciendo micro ajustes fractales para acomodarse a los cambios de polaridad, espacio, posición y función celulares. Por lo tanto una caracterización más sensualmente adecuada de estos cambios automáticos son los *fulcra* fluidos espontáneos.

Compara el cambio automático de *fulcra* de Sutherland (o lo que yo llamo punto de contacto fluido espontáneo), con los *fulcra* inertes, que están fijos en un patrón, repitiendo el mismo movimiento, desorientando a las células de la línea media y jalándolas fuera de su centro. Esta posición distorsionada del núcleo del cuerpo altera las formas y las funciones de todas las demás estructuras conectadas con ella, el llamado sistema mentecuerpo. Cuando estás en neutral y descansando en tu nodo sinoatrial, conectas con los *fulcra* dentro de tu paciente y logras discernir entre *fulcra* inertes y sanos. El nivel de receptividad del paciente es importante de modo que el movimiento saludable pueda expresarse a sí mismo.

Hay muchos otros aspectos del *fulcrum*: por ejemplo cada función fisiológica tiene un *fulcrum*. Hay un punto de balance para tu presión sanguínea, ph, niveles de oxígeno, azúcar en la sangre, capacidad pulmonar, temperatura, factores de transferencia inmune, sistema nervioso autónomo, distribución segmental de las dermatomas, myotomas, esclerotomas, temperatura de la piel, función metabólica, osmosis entre las células, metabolismo, niveles hormonales, la función del ácido ribonucleico y ácido desoxirribonucleico, la actividad vasomotora, el rango cardíaco, y así sucesivamente. Cuando todos estos puntos de equilibrio funcionan coherentemente, lo que significa que cada función corporal opera independientemente a la vez sincronizada con todas las demás funciones y en conjunto con el todo en una función coordinada, entonces estamos sanos o saludables. Otra forma de caracterizar la salud es que los *fulcra* de todas las funciones vitales se encuentran en homeostasis.

LA LINEA MEDIA

La línea media es el lugar de poder en tu cuerpo que guarda la Quietud Dinámica de la cual emanan las expresiones del Aliento de Vida. La línea media emana un campo electromagnético coherente alrededor del cual la estructura y la función se crean. Este campo de quietud está organizado por las fuerzas usadas para el desarrollo embrionario. Una vez que la embriogénesis se completa, los signos de resonancia de la línea media enseñan las instrucciones coherentes para el mantenimiento, defensa, curación, inmunidad y desarrollo perceptual del sistema cuerpo-mente. Descansar en tu línea media en el nodo sinoauricular o sinoatrial permite a tu percepción expandirse libremente e irradiar tan lejos como el infinito periférico y tan infinitesimalmente dentro de las sub moléculas de cada célula como sea requerido por el desenvolvimiento fractal particular del Aliento puro de amor, mientras permaneces presente para tu paciente. A través de la percepción cardíaca puedes resonar coherentemente con cualquier estadio de la respiración primaria, la Quietud Dinámica y más allá del Aliento puro del amor.

QUIETUD DINÁMICA

La quietud dinámica ocurre cuando la marea larga de la respiración primaria se detiene, desaparece y es reemplazada por solo quietud. Toda la vida se expresa desde la quietud dinámica. Cuando ésta se convierte en el fundamento de tu percepción, se estabiliza primero como una percepción sensorial corporal total del campo cardíaco. Esto se conoce como la encarnación del sentido consciente del testigo: el pensamiento desde la mente deja de ser tu fuente exclusiva de percepción, mientras que la percepción sentida del cuerpo a través del campo cardíaco toma las riendas.[8]

Subsecuentemente, dejas que la Quietud Dinámica se una con tu percepción hasta que no exista separación.[9] De esta manera toda tu percepción surge como Quietud Dinámica mientras relajas todos los intentos de ser diferente de cómo eres, la guerra interna se termina y te vuelve perceptualmente unificado de manera irrevocable con la Quietud Dinámica. Entonces existes como conciencia no dual, la cual no tiene principio ni fin. Hablaremos de esto con más a detalle en los capítulos ocho y nueve y exploraremos minuciosamente la post-biodinámica en el libro Toque de Quietud.

PRACTICANDO LÍMITES

Todos los acercamientos del trabajo craneal son perfectamente válidos dentro de su propio dominio, si los principios y las fronteras se respetan. De hecho, he explicado porqué es esencial que desarrolles habilidades y respetes los límites tonales en cada nivel, para poder trabajar competentemente dentro de los niveles más profundos. El problema comienza cuando el practicante no es consciente de las fronteras de cada dominio y mezcla los principios entre diferentes niveles. Por ejemplo: aplicar técnicas biomecánicas, o intenciones derivadas de la movilidad conceptualizada permitida no es apropiado si se hace en el mundo fractal de la marea fluida, y mucho menos en la marea larga. Este es un malentendido muy común que se encuentra en las escuelas de biodinámica craneosacral, en las cuales los maestros entrenan a los estudiantes en marea fluida, a aplicar sutilmente técnicas basadas en los patrones lineales de movimiento a través del uso de intenciones, sugerencias o habilidades de conversación.

Sin importar lo que los defensores de estos métodos digan, esta es una sobreposición lineal biomecánica a un modelo biodinámico. La persona que practica de esta manera está inconscientemente cruzando límites y su sentido corporal ancestral sabe ésto aun cuando él mismo sea inconsciente, un practicante sensible va a sentir instintivamente que algo está mal. Aun cuando estos sentimientos sean sutiles, se manifiestan en el practicante como un sentido de estar perdido, confundido, no sentir confianza y en el paciente como sentimiento de estar vigilante, con un cierto malestar y vergüenza. Cuando el practicante no es claro sobre lo que está ocurriendo es probable que no sólo pierda confianza, sino también que pierda su conexión con la línea media.

En última instancia, la presencia inquebrantable de la quietud como la percepción cardíaca a través de tu sentido corporal del tono es la llave para el contacto no eferente. Ésta se desarrolla en forma gradual. Si el practicante no logra sentir tonalmente lo que el pulso craneal está diciéndole sobre su propia técnica, "si" o "no", entonces está trabajando en un vacío conceptual y terminará creando inconscientemente falsos *fulcra* en el paciente. Además se está hablando a sí mismo y no al sistema viviente del paciente. Por esto es importante aprender a sentir el tono del pulso craneal, y comportarse de una manera que esté en sincronía con éste.

DIFERENCIANDO ENTRE REALIDAD Y FANTASÍA DURANTE UNA SESIÓN

Todos debemos aprender a diferenciar la fantasía de la realidad. Hay ya demasiados practicantes de trabajo craneal que se encuentran atrapados inconsciente e inocentemente en la trampa de la fantasía. Cuando eres un principiante, una clara manera de diferenciar la fantasía de la realidad es a través del lenguaje de la tonalidad. Otra forma es una retroalimentación solícita de tus pacientes después de cada sesión, para que puedas escuchar lo que ellos experimentaron. Si lo que tus pacientes te reportan no se correlaciona con tu propia experiencia, entonces es tu fantasía, así de simple.

Yo fui despertado al trabajo craneal hace algunos años mientras asistía a un curso de biodinámica craneosacral avanzada. Sólo practicantes certificados de biodinámica craneosacral eran permitidos en este curso, pero un colega osteópata, que era amigo del organizador, nos permitió entrar. Entre los dos acumulábamos cincuenta años de experiencia craneal, pero mientras el curso procedía, empecé a notar que algo no estaba bien.

Normalmente, las experiencias que tengo durante las clases son de amplificación, pero cuando regresé a casa e intenté las técnicas, éstas no funcionaron ni remotamente. ¿Por qué una técnica no funciona tan bien en mi oficina, cuando fue tan potente entre las 20 personas que estaban en el taller? Es bien sabido que el campo de conciencia del grupo amplifica la experiencia de los participantes. Gurús, maestros, líderes de seminarios, sacerdotes y políticos dependen de este campo de resonancia grupal para incrementar la coherencia de sus mensajes.[10]

Entonces, aquí estaba en este seminario de terapia craneosacral biodinámica avanzada, siguiendo las instrucciones del maestro de cómo contactar con la respiración primaria de mi paciente. A pesar de mi experiencia previa en trabajo craneal biodinámico, no pude sentir la respiración primaria en el campo energético del grupo. En lugar de sentir mis habilidades amplificadas, como tantas veces antes en previos talleres, las encontraba disminuidas. Cuando fue mi turno de ser el paciente la trama se engrosó aún más. Mi practicante, una maestra certificada dentro del grupo procedió a decirme los profundos eventos que ella estaba sintiendo en mí. Fue fantástico, excepto por una sola cosa: yo no había experimentado nada ni remotamente cercano a lo que ella me había descrito.

Al final de la clase, tuve una conversación con un colega y otros dos practicantes. Lo que nos habían dicho que estaba pasando con nosotros no lo habíamos experimentado en nosotros mismos. Tampoco habíamos sentido lo que supuestamente estaba pasando en el campo grupal. Después de unos días más de esto, los cuatro supusimos que todo el show estaba basado en una fantasía consensuada: nosotros cuatro éramos los ajenos, el resto de los participantes eran parte nuclear del grupo.

UNA PRÁCTICA BASADA EN LA REALIDAD

Tal vez no te guste lo que estoy diciendo, y muchos maestros de Terapia Craneosacral Biodinámica me han criticado, pero la práctica basada en la fantasía es un enorme sombra del campo de la biodinámica craneal que todos los participantes, y maestros, tenemos que enfrentar.

Puedes ver la entrevista que me hicieron en Praga para un perspectiva más profunda:

https://www.youtube.com/watch?v=jZKCP3MstoI

¿Sientes que es importante practicar el trabajo biodinámico craneal basado en la realidad?. Pero ¿qué es eso? Bueno, antes que nada, requiere que tengamos un contacto sensual directo con la respiración primaria. Para seguir, no te imaginas que es lo que está pasando basado en modelos conceptuales de movimiento, o a través de nombrar los eventos usando definiciones conceptuales; en su lugar, debes sentirlos. Esto requiere el coraje y la honestidad de admitir cuándo no estamos sintiendo nada, si ese es el caso. Puedes identificar a un practicante conceptual tan pronto como comienza a tirar terminología conceptual que no proviene de la experiencia encarnada, desprovisto por completo del componente sensorial para describir sus experiencias (términos tales como: "esterilización de la línea media", "asentamiento", "centrado en la salud", etc.) La biodinámica es un encuentro corporal directo con la vida y sólo puede describirse en términos de lo que *sientes en tu cuerpo*.

Ahora comencemos nuestra exploración con una visión general de los cinco despliegues o niveles de conciencia y una discusión sobre el pulso craneal, que es importante repasar aunque se trate de un desarrollo pre-biodinámico.

CAPÍTULO
CINCO
INTRODUCCIÓN A LOS NIVELES DE DESPLIEGUE Y EL PULSO CRANEAL

Woke up, fell out of bed
Dragged a comb across my head
Found my way downstairs and drank a cup
And looking up I noticed I was late
Found my coat and grabbed my hat
Made the bus in seconds flat
Find my way upstairs and had a smoke
And somebody spoke and I went into a dream.

— THE BEATLES, A DAY IN THE LIFE.

Me desperté, me caí de la cama
Me pasé un peine por la cabeza
Encontré el camino hacia abajo y bebí una taza
Y al levantar la vista me di cuenta de que llegaba tarde
Encontré mi abrigo y cogí mi sombrero
Llegué al autobús en cuestión de segundos
Encontré el camino hacia arriba y me fumé un cigarrillo
Y alguien habló y entré en un sueño.

— LOS BEATLES, UN DÍA EN LA VIDA.

NIVELES CRANEALES: EL DESPLIEGUE DE LOS NIVELES DE CONCIENCIA.

Comenzamos nuestra exploración con la onda o pulso craneal, que es un dominio que no entra dentro de las mareas, es pre-biodinámico. Y recuerda, que todo esto se aplica también al paciente.

En los siguientes cinco capítulos, justifico las razones por las cuales como practicante te ves instado a prepararte de antemano en tu práctica interior para cualquier encuentro con los diferentes niveles del trabajo biodinámico. A medida que los niveles se van profundizando tu conciencia se expande y la intensidad tonal se incrementa, tu conciencia necesita volverse estable para continuar (en el Capítulo 10 encontrarás prácticas que te permitirán enfocar tu tono para permanecer en completa presencia con tus pacientes).

Los niveles de la conciencia humana se caracterizan a continuación de manera breve, la referencia está tomada del libro de Ken Wilber: *Sex, Ecology and Spirituality*, Sexo, ecología y espiritualidad, en donde el autor describe de manera profunda los diez niveles de la conciencia humana, aquí nos restringimos solo a seis: racional, visual/lógica, psíquica, sutil, causal y no dualista.[1]

Las experiencias documentadas de practicantes sobre los diferentes niveles de profundidad de la biodinámica craneal son notablemente similares a la caracterización que hace Wilber de la conciencia humana. Tal vez te ayude a relajarte si entiendes que las mareas craneales que experimentas en la biodinámica son tonos experienciales en el cuerpo equivalentes a los grados de conciencia humana. Ser capaz de relajarse dentro de estos tonos y resonar con ellos te ayudará a permanecer neutral y presente y resaltará tus cualidades y habilidades en esta práctica.

El crédito de esta visión más amplia corresponde al Dr. Becker y al Grupo de Estudio de Nueva inglaterra, quienes desarrollaron las visiones finales del Dr. Sutherland en un elegante mapa conceptual. Juntos, estos dos clínicos han nombrado, definido y caracterizado las percepciones objetivas del practicante y sus sentidos internos desde el pulso craneal hasta la tensión dinámica.

Una de mis contribuciones a la biodinámica es la correlación entre cada nivel de pulso craneal con un estadio de la conciencia humana que a su vez tiene un correspondiente tono en la experiencia corporal. Debido a esto propongo prácticas que ayudan al practicante a mantenerse presente aprendiendo a sentir esa tonalidad en su propio cuerpo como una facultad de percepción. El tono es como una brújula por medio de la cual puedes navegar cada estadio del Aliento de Vida incluso dentro de la reactividad de tu propio ego.

Vamos a comenzar con el excelente mapa conceptual del Grupo de Estudio de Nueva Inglaterra sobre el proceso biodinámico, pero por favor es importante que tomes en cuenta que esto no necesariamente se presenta en cada sesión. Esto es simplemente una forma de pensar acerca de un proceso vivo que es fundamentalmente indefinible para que durante el proceso de trabajo de una sesión puedas soltar todas tus ideas preconcebidas acerca de cómo debería proceder el tratamiento y puedas permanecer en presencia con tu paciente. Describo los estadios craneales en una forma lineal solamente en busca de claridad. En la realidad estos no son niveles separados, solamente tonos que puedes percibir en tu cuerpo en forma traslapada, simultánea, no lineal, en patrones fractales no lineales, ambos incluyen y transmutan todos los niveles precedentes para convertirse en una mayor profundidad de conciencia. La mente no puede comprender este misterio, solamente puede hacerlo la percepción desde el corazón, la cual incluye también a la mente pero va mucho más lejos.

Los cuatro estadios reconocidos en la osteopatía son: la onda o pulso craneal que opera dentro de los niveles humanos de conciencia de lo racional y lógico visual. La marea fluida que se correlaciona con la conciencia psíquica. La marea larga que corresponde con el nivel de lo sutil y la Quietud Dinámica que emerge como la conciencia causal: Yo Soy. Este es el final del mapa biodinámico con el cual Sutherland caracterizó su famoso epitafio: *Be Still and Know I AM* / Estar quieto y saber que Yo Soy.

Sin embargo, propongo que hay un quinto nivel que es un desenvolvimiento post-biodinámico llamado Aliento Puro de Amor o conciencia no-dual. Es inexacto llamar no dualista una experiencia craneal ya que es el resultado de la Quietud Dinámica que infunde profusamente tu sistema mente-cuerpo en donde ninguna resistencia o separación permanece. El Aliento Puro de Amor es un aspecto indiferenciado que se expresa libremente como el despertar de tu conciencia corporal. Este grado de infusión del Aliento puro de Vida consuma un nivel de encarnación tan profundo que la presencia absoluta de la quietud emerge desde el cuerpo sintiente. Aunque es indescriptible, en la encarnación, cada célula se despierta en plena conciencia que es irrevocablemente contigua a la conciencia del todo. De nuevo, el capítulo 9 presenta esto, y el libro Toque de Quietud explora a fondo el Aliento Puro de Amor.

EL PULSO CRANEAL Y LA CONCIENCIA DE LA VISIÓN LÓGICA

La conciencia de la visión lógica es un portal hacia una visión más profunda así como la plataforma para su posterior desarrollo.[2] En la visión lógica no estás operando exclusivamente desde las oficinas de la mente, o dentro del rarificado y descorporeizado dominio conceptual de la conciencia racional. La conciencia racional está constantemente preocupada por las necesidades del ego y por cumplir con las demandas de la vida moderna a expensas de las necesidades del cuerpo. La conciencia racional por lo tanto crea la separación entre mente y cuerpo. Pero tan pronto como bajas el ritmo y dejas a tu conciencia sumergirse profundamente en tu cuerpo entras en el tiempo de la conciencia somática. La conciencia de la visión lógica se ha despertado de su letargo permitiendo a la inteligencia del sistema cuerpo/mente reconectarse con el todo. Esta conciencia internaliza y expande lo racional transmutando su egocentrismo en una visión global: la conciencia de la visión lógica.

En la visión lógica descubres una profundidad, anteriormente oculta de la conciencia racional debido a su preocupación por las formas externas o las apariencias, que revelan la interconexión entre las cosas y eventos aparentemente separados. Esto abre la posibilidad de un nuevo tipo de interpretación: anteriormente, en la mente racional el nombre era la cosa, ahora el nombre es un cascarón vacío y la cosa se convierte en un misterio vivo incognoscible. Tu conciencia adopta una perspectiva de testigo mucho más amplia: observas la interconectividad entre dos polaridades opuestas las cuales sientes que pueden coexistir armoniosamente.

Aun cuando la esencia de lo racional permanece, la visión lógica es el umbral entre los niveles personal y transpersonal de la conciencia humana. Tu conciencia se libera de la identificación exclusiva del YO, libre de egocentrismo. Se expande sanando la separación entre mente y cuerpo, te reconecta con una mente global ancestral. Te vuelves consciente de una inteligencia que "piensa" afuera de los dominios de tu ego, y que ilumina intrínsecamente y forma tu conciencia lo cual permite que estas interconexiones se muestren.

También descubres que tu egocentrismo es una falsa percepción inocente, que funciona como un escudo que protege al ego del miedo existencial a la soledad, del aterrador sentido de que hemos de morir y moriremos solos. La visión lógica expande este temor contraído y centrado en sí mismo hacia una perspectiva más sana de la soledad. Comprendes que todos los organismos poseen la misma inteligencia, por lo tanto la concepción errónea del ego es una resistencia, o contracción, hacia la unidad, la esencia o la totalidad. Comienzas a sentir compasión por el ego, sabiendo que este miedo es la respuesta natural a la inmensidad de todo. El ego se resiste porque este contacto directo con el todo infunde el caos en el centro mismo de la existencia, pierde su orientación y se convierte en una identidad confusa. Esto implica que el ego debe renunciar a estar en control de la vida, su destino más temido.

Cuando estás en la onda o pulso craneal, tu paciente se encuentra navegando este rango de conciencia que se expande de lo racional (craneal biomecánico) hacia los reinos de la visión lógica (craneal funcional) lo que a su tiempo, eventualmente, te guía hacia el trabajo craneal biodinámico, es alli cuando comienza la marea fluida.

LO QUE SIENTES EN UNA SESIÓN EN PULSO CRANEAL

Durante tus sesiones vas a sentir la onda craneal pulsando en un rango variable de entre seis y catorce ciclos por minuto. La marea craneal varía de rango porque se ajusta intrínsecamente al estado de salud del paciente, su disposición y niveles de estrés. También reacciona a los cambios percibidos en el ambiente. Si el ego se siente amenazado esto activa la respuesta de huir o pelear, e invoca una descarga del sistema nervioso simpático con su consiguiente lluvia de reflejos hormonales. Generalmente el rango de la marea craneal es más rápido cuando el sistema nervioso simpático domina y más lento durante el funcionamiento del sistema nervioso parasimpático. Entonces, el impulso del ritmo craneal presenta un rango más acelerado cuando el paciente está centrado en las preocupaciones de la vida diaria. Mientras la conciencia esté centrada en la mente ésta va a operar desde la base egocéntrica de la conciencia racional.

Creo que la marea craneal es en realidad una adaptación evolutiva que se desarrolló para proteger el delicado y sensible campo energético del Aliento de Vida, que es en extremo vulnerable a los insidiosos estados de estrés del frenético ritmo de nuestra vida moderna. Mi hipótesis se sustenta en datos clínicos en los cuales esta marea desaparece bajo las siguientes condiciones: cuando el paciente logra relajarse profundamente, una vez que el sistema nervioso autónomo llega a un estado de balance, en estado neutral, después de aplicarse puntos de quietud, y en estados cercanos a la muerte. Por otro lado está también documentado que los indígenas que no han estado expuestos a los estímulos de nuestra vida urbana, no expresan este rango de variabilidad en su onda craneal, en su lugar el practicante siente una marea fluida mucho más estable y con un ritmo más lento.[3]

Cuando las fuerzas de la gravedad lineal desestabilizan la onda craneal, se genera una respuesta al estrés que modifica la substancia primordial de fluido a gel lo cual afecta severamente la homeostasis del cuerpo. El estrés inicia patrones de inercia que no sólo crean patrones de interferencia en la comunicación a lo largo de todo el cuerpo, sino también se manifiestan como patrones de lesiones en la membrana craneal. En una sesión típica, una vez que tratas estas lesiones del tejido membranoso puedes observar posteriormente cambios en otras capas de la onda craneal como la fascia muscular, la sutura ósea, órganos o patrones del fluido cerebroespinal así como en el estatus funcional de la sustancia primordial (gel o fluido).

Puedes fácilmente distinguir entre estas capas de la onda craneal porque cada capa tiene su propia densidad, su particular tono, cualidad sensorial y respuesta a la onda craneal. De manera acumulativa esto produce un abanico de combinaciones para cada nivel y cuando estas se combinan la información puede transformarse en una confusa paradoja.

En el enfoque clásico biomecánico, el practicante establece patrones neutrales. Aplica pruebas de movimiento y técnicas craneales para exagerar el patrón de la lesión, lo cual mantiene hasta el punto máximo o barrera hasta inducir un punto de quietud que produce la resolución del patrón local de movimiento.[4]

En el enfoque funcional no se exagera la lesión o se lleva hasta el límite sino que se imita el movimiento del tejido dentro del rango que permite la lesión hasta que esta flota en libertad, a esto se le llama neutralidad dinámica. Es entonces cuando lo que el Dr. Sutherland denominó el cambio de *fulcra* automático ocurre en el sistema membranoso, esto puedes sentirlo como un flujo espontáneo orientado a la línea media, el cual recalibra el balance de las membranas. Una vez que se restablece este balance los cambios funcionales subsecuentes alteran el tono de los tejidos que en su momento cambian la forma de las membranas, todo esto puede ser aumentado al preguntar o pedir al paciente que enfoque su respiración en la lesión, esperando a que el sistema nervioso autónomo alcance el balance por sí mismo.

UNA EXPERIENCIA OBJETIVA DE LA ONDA CRANEAL

En ambos enfoques: el biomecánico y el funcional, el practicante pone su atención en la onda craneal. Vas siguiendo las diferentes capas de movilidad al mismo tiempo que intentas resolver cada patrón o lesión conforme va apareciendo, una a la vez. Esta es una proposición vertiginosa considerando que estás tratando de corregir secuencialmente unos pocos patrones dentro de un rango limitado de lesiones diseminadas en todo el cuerpo. Por lo tanto tu sistema nervioso central puede permanecer muy activo mientras responde al afluente de información de estas múltiples capas.

Este acercamiento tan lineal es una batalla perdida, dado que la vida moderna continuamente estresa al sistema y añade más y más capas a los patrones de lesión. Además, nadie es tan listo como para resolver las complejidades de este proceso adaptativo al estrés, especialmente cuando cada nuevo factor de estrés afecta coherentemente a todo el cuerpo, incluyendo específicamente cada corrección craneal que puedas aplicar. Como el cuerpo completo tiene que adaptarse a cada cambio, la corrección que apliques puede tanto incrementar como disminuir el estrés.

Con tanta información llegando es difícil en el pulso craneal observar todos los detalles de la movilidad o distinguir entre ellos con certeza. Ya es suficientemente difícil descifrar las fluctuaciones en el fluido o detectar la infusión de la potencia. Finalmente, la interface de los patrones puede prevenirte de percibir el flujo de la respiración primaria en el pulso craneal, estás demasiado enfocado en los problemas locales y haciendo varias tareas a la vez como para sentirlo.

En el pulso craneal predomina la gravedad, el espacio se comprime, el tiempo se mueve deprisa, la actividad de interferencia se intensifica, por todo esto el seguir el ritmo craneal puede resultar extenuante. Yo mismo me he sentido totalmente agotado después de trabajar en esta forma. Una de las razones de este agotamiento es el movimiento mecánico que supuestamente ocurre en la articulación esfenobasilar y que no se expresaría como tal si dejáramos al sistema craneosacral libre. Cuando estos movimientos aparecen debido a que los detienes intencionalmente esto fuerza al sistema a hablarnos en forma lineal o bien el sistema craneosacral del paciente se siente invadido y por lo tanto se cierra a todo menos a los movimientos más coherentes. Al esperar estos movimientos el sistema responde lo cual lo orilla a creer que estos movimientos son auténticos. Mantener este modelo de movimientos tan conceptualizado (y que en realidad no existe como tal) requiere mucha energía psíquica y es por ello que trabajar en onda craneal es tan extenuante.

> *¿Cómo crees que nos veríamos y nos moveríamos si permitiéramos que los movimientos biomecánicos fueran los principales movimientos de nuestro cuerpo? Lo que puedo imaginar luciría como una máquina erguida con forma humanoide y no la grácil silueta humana que conocemos.*

Sin embargo si permitieras que el movimiento suceda TAL Y COMO ES, sin forzar tus ideas modelo de movimientos preconcebidos en el sistema craneosacral descubrirías que los patrones son completamente diferentes a los movimientos permitidos. En su lugar sentirías una vastedad de patrones fractales.[5] Estos movimientos vivos no se hacen evidentes hasta que cesa toda actividad eferente dirigida hacia el paciente y dejas de proyectar los modelos de movimientos en su sistema. Para lograr esto, debes reposar en el corazón, estar quieto y saber.

CAMBIOS PERCEPTUALES ENTRE EL TRABAJO FUNCIONAL Y EL BIOMECÁNICO

Generalmente en nuestra conciencia racional estamos completamente llenos de pensamientos. Mientras estás haciendo trabajo biomecánico tus emociones, nivel de sensibilidad y patrones de respiración fluctúan arriba y abajo en tándem con el rango de onda craneal. Entonces cuando te mueves hacia un trabajo funcional tu mente se relaja, tu percepción se expande hacia la conciencia de visión lógica. No solamente tienes una mente más quieta, natural y abierta sino que usas menos intervención en el trabajo funcional por lo que el esfuerzo es menor y por lo tanto menos extenuante.

El punto de quietud es cuando tu percepción se expande y accedes a la conciencia de la visión lógica. Con la práctica continua de la no intervención tal vez logres experimentar un punto de quietud en todo el cuerpo de tu paciente en el cual la respiración primaria encuentra espacio para emerger. Es entonces cuando puedes entrar en la marea fluida, el primer espacio biodinámico. Durante el trabajo funcional la clave es dejar que tu conciencia se expanda, se estabilice y flote libremente en otras palabras, neutral. En esta forma la práctica dentro del pulso craneal se transforma en el fundamento para el posterior desarrollo de tus habilidades biodinámicas.

DESARROLLANDO HABILIDADES SENSORIALES EN EL PULSO CRANEAL

Necesitas refinar tus habilidades sensoriales y sensitivas en el pulso craneal, para trabajar correctamente en biodinámica y es un error si estás practicando saltarse la onda craneal para entrar en reinos más tonales de la marea fluida. Los principios de la tonalidad que existen en la onda craneal son el campo de entrenamiento para los eventos tonales que ocurren en los subsecuentes niveles de profundidad. Lo que puedes aprender en la onda craneal es esencial para la práctica competente basada en la realidad en niveles de desarrollo más profundos del trabajo craneal biodinámico. Las fronteras que desarrollas aquí te preparan para navegar el infinito espacio vacío más adelante.

En la dimensión biodinámica, que comienza con la marea fluida, es esencial que puedas discernir (a través del sentido del tono) si tu contacto es aceptable o no para el sistema craneosacral. Sin este discernimiento te arriesgas a crear falsos puntos iatrogénicos que interrumpirían el tratamiento inherente del cuerpo. Afortunadamente puedes practicar esta barrera en onda craneal con un bajo riesgo de comprometer el plan inherente de tratamiento del paciente ya que su radar de protección aún está activo.

Si no refinas tu sensibilidad, se vuelve muy difícil navegar en forma segura en la marea fluida o en los niveles profundos más allá de ésta. La disposición neutral no ocurre por accidente. Emerge porque tú estás en sincronía tonal con el sistema craneosacral. Entonces en la quietud de esta neutralidad los tejidos se desenganchan en una manera precisa, y los patrones locales de inercia se resuelven. Una vez que la movilidad recomienza dentro del sistema craneosacral vas a experimentar un patrón de onda craneal mucho más sincronizado y balanceado. Entonces, cuando practicas trabajo funcional la intervención es mínima, tu percepción está libre y a su debido tiempo podrás contactar naturalmente con la marea fluida. De forma similar en la marea fluida tu percepción es libre y esperas, sin aplicar técnicas, a que la tensión emerja en forma balanceada.

¿POR QUÉ TU INTERVENCIÓN EN PULSO CRANEAL CESA EN MAREA FLUIDA?

Como he mencionado antes, en la marea fluida no aplicas técnicas. De hecho las técnicas, intenciones, sugerencias o aumentos de la actividad eferente afectan adversamente a la respiración primaria, el campo sensitivo de la vida. Aplicar técnicas en respiración primaria cruza un límite. Es como perseguir a una criatura salvaje en el bosque: mientras más rápido corras detrás de ella más rápido correrá la criatura y destrozarás más vegetación a tu paso.

FALSO *FULCRA*

En el grado en que me permita salir de mí y entrar o invadir el campo de mi paciente en respiración primaria será equivalente el grado en el cual voy a inyectar un falso fulcra en su sistema. La energía que toma el resolver un falso *fulcra* drena la potencia de la respiración primaria, es posible que mi paciente aterrice abruptamente de regreso en pulso craneal[6] ¡Auch!

Estos practicantes inducen un falso *fulcra* y cooptan la respiración primaria para resolver el estrés iatrogénico en lugar de promover la salud. Un paciente que ha sido privado de recursos y sobrepasado va a manifestar varios signos: la polaridad de la corriente de vida puede verse revertida,[7] puede drenar su entusiasmo por la vida, la carga en sus centros de ignición puede verse drenada también, su sistema inmunológico se debilita y su percepción se opaca, creando una disociación o cierre de su sistema. Todo lo cual son reacciones al tratamiento.[8]

Si te falta experiencia en la sensibilidad a la tonalidad que quiere decir "NO" en onda craneal, o si fallas en notar cuando la onda craneal fluctúa rápidamente (lo cual también está diciendo "NO") entonces en los más sutiles reinos biodinámicos de la marea fluida serás aún menos consciente cuando el paciente está en coacción. Perdido en tu aislado mundo conceptual tal vez confundas la fluctuación lateral como un cambio automático del *fulcra*. O en caso de que el sistema se cierre tal vez lo interpretes como un punto de quietud, cuando en realidad el cuerpo del paciente se ha cerrado como una forma de auto preservación.

Espero ser suficientemente claro en el hecho de que si no practicas estas fronteras en onda craneal tal vez te conviertas en un caso perdido en los más profundos y sutiles niveles del trabajo craneal biodinámico. Sumergirse en las fronteras tonales en onda craneal significa que puedes sentir cuando el sistema craneosacral está diciendo "SI" o "NO" y prestas atención a esta guía. Si no sientes estos tonos en el sistema del paciente tienes que ir resolviendo los remanentes de cada falso *fulcrum* que vas dejando atrás y que tú mismo has creado. Al no sentir la tonalidad en pulso craneal, estás practicando en un vacío y te arriesgas a quedar atrapado en una práctica conceptual basada en la fantasía lo cual no le sirve al paciente. Estas habilidades sensitivas se detallan en la Marea Craneal Tonal en el Capítulo 10.

PROFUNDIDAD DE LA CONCIENCIA EN PULSO CRANEAL

Hablemos ahora de las profundidades de conciencia en onda craneal. Como lo mencioné antes, para experimentar completamente los niveles de profundidad de la onda craneal necesitas establecer una relación tonal con ésta. De acuerdo con Abrams, las culturas indígenas creen que la información del pasado está contenida en la Tierra. Del mismo modo los patrones de onda craneal contenidos en el cuerpo engloban un registro del pasado del paciente, esta historia está guardada en lo que en India se conoce como *akasha* personal.[9] (*Akasha* es un registro codificado de nuestras experiencias pasadas que se imprimen en la matriz subconsciente del sistema cuerpo-mente). La nueva ciencia ha descubierto que esta información en realidad se encuentra contenida en los genes. Nuestro DNA es un registro impreso que contiene 3.5 billones de años de memoria aprendida, guardada en la experiencia acumulativa de las células desde la génesis de la vida en el planeta. Para más información de los genes como el centro de almacenamiento de estas experiencias puedes consultar el libro de Bruce Lipton: Biología de la creencia.[10][11]

Cuando te sumerges en las profundidades del pulso craneal para percibir una realidad insondable imbuida de significado, la movilidad se convierte en biografía, la historia mas profunda se imprime en la superficie de la movilidad, entonces se convierte en una experiencia visionaria. Para nosotros como practicantes occidentales que hemos sido escolarizados para obedecer la conciencia racional, conectar con la conciencia de la visión lógica nos significa un gran reto. Al permanecer enraizado en tu línea media mantienes la estabilidad interna necesaria para experimentar la conciencia de visión lógica. La estabilidad requerida para experimentar este nivel de conciencia es el principio de tu entrenamiento interno para mantener la presencia inquebrantable que va a ser requerida para descender a los niveles más profundos del trabajo craneal biodinámico.

DE LO RACIONAL A LA CONCIENCIA DE LA VISIÓN LÓGICA

En la conciencia racional, la realidad (verdad) es objetiva o científica, está basada en una observación superficial de las apariencias. Si no puedes verlo, medirlo, pesarlo o nombrarlo, entonces no existe.[12] En la conciencia de la visión lógica la realidad y su significado existen más allá de la superficie y comúnmente desafían las convenciones nombradas. Sin embargo, aun necesitas interpretar la actividad dentro de ésta para tener una cierta forma de verificación y comparación con tus pares. Por ejemplo, supongamos que percibes caos en las membranas óseas de tu cliente, también percibes armonía dentro de sus fluidos y quietud más allá, todo al mismo tiempo, en el mismo espacio. La conciencia racional tal vez te haga creer que tal tipo de descubrimiento es imposible, pero estas actividades paradójicas pueden coexistir cómodamente dentro de la conciencia de la visión lógica. La tonalidad que emanda desde la quietud crea el orden dentro de los fluidos, un orden que se esconde detrás del caos encontrado en otras capas de las membranas óseas.

Tus habilidades para enraizarte verticalmente, o tu conciencia de la línea media, es esencial para mantener la presencia dentro de la conciencia de la visión lógica, dado que la mente racional inmediatamente traerá la duda a la experiencia y va a protestar: "científicamente, solo un evento puede ocupar un cierto tiempo y espacio dado, por lo tanto, esto no es real".

LA DUDA

En cuanto a la duda, es un problema existencial dentro de la conciencia de la visión lógica. Mientras más rápida es la respuesta o la protesta de la mente a la experiencia, mayor es el grado de profundidad contenido dentro de ese evento.[13] La mente racional se encuentra confundida porque está preocupada solamente por la percepción horizontal, donde la verdad existe de manera periférica, o solo en la superficie, como las apariencias, los nombres de las cosas. Para permanecer estable dentro de la tensión de los opuestos necesitas una habilidad perceptiva vertical, al descender a lo largo de tu línea media en las profundidades de la quietud dentro de tu cuerpo vas trasmutando el pensamiento racional en la conciencia de la visión lógica. Pero esto requiere que cambies tu centro de percepción desde las oficinas centrales de la mente y te permitas sumergirte en el corazón. La percepción del corazón opera igualmente: incluye ambas, la visión racional y la conciencia de la visión lógica, porque ambas dimensiones se encuentran aquí, la horizontal y la vertical. Es una forma de percepción de dos en uno: ves lo que es aparente en la superficie y al mismo tiempo sientes lo que hay escondido dentro de las profundidades, la tensión dinámica entre opuestos.

LA PERCEPCIÓN DEL CORAZÓN OFRECE ESTABILIDAD AL ENFRENTAR LAS ESTRATEGIAS RACIONALES

La percepción desde el corazón sobrepasa las reacciones negativas del ego a los fenómenos encontrados dentro de la conciencia de la visión lógica. Anclado en la profundidad, inmerso en la quietud y el espacio, el campo del corazón puede estabilizar la interferencia que es proyectada por el ego. Cuando el campo del corazón es estable, el ego puede sentirse suficientemente seguro como para relajarse y soportar esta experiencia tan confusa. Sin embargo, sin esta percepción del corazón, las dudas y protestas del ego tal vez disparen una respuesta en alguna de estas dos principales maneras: complot o miedo.

El complot sería cuando el ego niega la posibilidad de que las realidades simultáneas se entrelacen y corta las conexiones más profundas lo cual conduce a la contracción, endurecimiento y eventualmente a cerrar toda posibilidad de que esto ocurra. Alternativamente también puedes asustarte terriblemente de esta profundidad y abandonar el presente lo cual te lleva a disociarte. Es vital que comprendas los mecanismos porque cuando se activan también transmiten estrés directamente a la substancia primordial en el cuerpo de tu paciente. Por lo tanto tu mayor reto, y también la opción más esencial es permanecer presente, permanecer sentado, quieto, dentro y entre la tensión de los opuestos contenidos en tu experiencia con tu paciente. Cuando tu conciencia está centrada en tu línea media y bien apostada en tu quietud interna puedes estar presente somáticamente en esta tensión de opuestos lo cual estabiliza y aquieta tu ego.

LA QUIETUD DE TODO EL CUERPO ES LA MAREA FLUIDA NEUTRAL

Mientras permaneces presente en la intensidad de los eventos paradójicos en la onda craneal eventualmente comienzas a percibir un fluido más sutil, más lento, es una marea más armónica. Si estás enfocado hacia adentro en medio de esta tensión dinámica de opuestos el punto natural de quietud emerge. Comienza localmente y se expande a todo el cuerpo de tu paciente.

Cuando te logras relajar profundamente y suavizas tu conciencia, ésta se vuelve más porosa y fluida. Cuando permites a tu corazón expandirse puedes resonar con la respiración primaria y entras en lo que Wilber llama el reino psíquico de la conciencia.[14] Aquí obtienes acceso a los sutiles tonos de la marea fluida, donde la coherencia se incrementa, el tiempo se hace más lento y el espacio se expande.

CAPÍTULO
SEIS
LA MAREA FLUIDA Y LA CONCIENCIA PSÍQUICA

Our task is not to return to Nature in the manner of Rousseau but to find the natural man again.

— C.G JUNG, THE NATURE WRITINGS OF C.G. JUNG

Nuestra tarea no es regresar a la Naturaleza en la forma de Rosseau, sino volver a encontrarnos con el hombre natural.

— C.G. JUNG, ESCRITOS DE LA NATURALEZA DE C. G. JUNG

LA MAREA DE LA RESPIRACIÓN PRIMARIA: EL PORTAL BIODINÁMICO

La conciencia psíquica es un dominio de la percepción del corazón. La conciencia de la visión lógica se expande y se relaja en el regazo del alma, sumergiéndote en la sabiduría del cuerpo. En las tradiciones céltica y gnóstica se le llama *Sophia*: "la substancia original de las criaturas, la gran raíz de la creación del mundo en su completitud y unidad".[1] Cuando tu corazón despierta, sana la separación entre tu cuerpo y tu mente. Puedes sentir la *Natura*, la sabiduría ancestral del alma que el poeta hindú Rabrindrabath Tagore caracterizó así[2]:

> El mismo caudal de vida que día y noche corre por mis venas
> corre por el mundo danzando en rítmicos compases
> es la vida misma que rompe en alegría a través del polvo de la muerte
> en innumerables hojas de hierba, en tumultuosas olas de hojas y flores.
> Es la misma vida que se mece en la cuna oceánica del nacimiento y la muerte de ida y vuelta.
> Siento que los miembros se vuelven gloriosos por el toque de este mundo de vida.
> y mi orgullo es la vida, orbe de las edades danzando en mi sangre en este momento.
>
> — GITANJALI, 69

Por otro lado, la marea fluida no es todo rosas y éxtasis. Como lo apunta un querido colega: "cuando la marea fluida emerge me siento tan insignificante en comparación". Es verdad, la intensidad de la conciencia psíquica es avasalladora: sientes los remolinos y corrientes de los tonos vibratorios emitidos por cada célula pasando a través de todo tu cuerpo. Las tonalidades emanadas de los meridianos así como de los principales centros funcionales y psíquicos conocidos como *chakras* en el cuerpo de tu paciente. Encuentros profundos con las fuerzas naturales son un lugar común, tal vez sientas plantas, minerales, animales o seres angélicos o entres en estados muy profundos donde puedas sentir vidas pasadas[3] (tal vez estas experiencias shamánicas sean resultado de entrar en contacto con un inteligencia que ha sobrevivido por 3.5 billones de años. Seres de una célula poseen un cierto nivel de conciencia y pueden específicamente sentir y responder a estímulos incluso sin tener un sistema nervioso).[4]

La marea fluida de la respiración primaria es el primitivo sistema regulatorio de todos los organismos vivos. Esta fuerza vital regula la comunicación intracelular y las migraciones, organiza el sistema de auto reconocimiento del sistema inmune, dirige la formación del cuerpo, mantiene la coherencia corporal y sana. El Aliento de Vida expresado como respiración primaria interconecta los varios sistemas del cuerpo al ponerlos en contacto directo con la sustancia primigenia (protoplasma). La información vital recibida por la sustancia primigenia se comunica a la membrana celular, como signos directamente desde la respiración primaria. Clínicamente percibes esta expresión fractal del Aliento de Vida como una muy sutil y extremadamente delicada respiración en todo el cuerpo que corre a través de los fluidos protoplásmicos en el cuerpo del paciente.

EL PODER DE LA MAREA FLUIDA

En el siguiente párrafo un terapeuta entrenado en mis métodos cuenta la descripción de un paciente sobre una sesión biodinámica. Este paciente en particular sufría de los severos efectos de un accidente de coche y de fibromialgia crónica.

> "Inicialmente el paciente comentó que sintió el calor de mis manos. Después de un tiempo un fluido drenó desde su cuello y fue necesario para ella aclarar su garganta, poco después sintió una sensación de alivio de la tensión, presión y dolor en la cabeza y el cuello y una sensación general de curación. Ella comentó que la biodinámica la colocó en un estado de más allá. Lo cual ella considera similar a la meditación en donde no había más conciencia del dolor. Basada en mis quince años de experiencia con el trabajo craneal, le llevaría normalmente un año recuperarse a este grado sin embargo sucedió en solo cuatro meses. En una escala del dolor ella indicó niveles intermitentes entre 2/10. Esta mujer está ahora nadando y levantando pesas cuatro horas a la semana y es capaz de completar jornadas de trabajo de 12 horas semanales".

Este reporte revela el elevado poder curativo de la marea fluida comparado con la onda craneal, lo cual es muy común de encontrar. Hay algunas otras diferencias entre ellas, por ejemplo: la marea fluida no es tan sensible a la gravedad como la onda craneal. La levedad y la gravedad están en balance, sin embargo las capas de tejido y hueso que se sienten con mucha claridad en la onda craneal no son distinguibles aquí. Las capas de tejido quedan atrás y se transmutan en una sola textura que percibes como una rítmica y fluida matriz. Aunque elusiva en la onda craneal vas a percibir vagamente la sutil potencia de la marea fluida que es lo que el Dr. Sutherland llamó un "fluido dentro de otro fluido".[5] Sientes claramente sus huellas terapéuticas mientras la potencia se concentra y se mueve como un río en un lago, el pulso fluido. La potencia fluye de un lugar a otro en el cuerpo del paciente mientras este fluido navega fácilmente a través de todos los tejidos (Véase Cuerpo Fluido en el Apéndice 2). Aun puedes claramente sentir los detalles del movimiento presente (recuerda que la respiración primaria, el pulso fluido y el movimiento presente son tres aspectos de una actividad llamada el Plan Inherente de Tratamiento).

LO QUE SIENTES EN UNA SESIÓN DE MAREA FLUIDA

Cuando entras en contacto con la quietud de todo el cuerpo desde la cual respira la marea fluida significa que has entrado en una sesión biodinámica. Lo que establece la diferencia entre el trabajo biodinámico y el trabajo biomecánico o funcional es que en lugar de trabajar únicamente en pulso craneal te mueves más allá de éste para sentir la respiración primaria en todo el cuerpo que se mueve y fluye sutilmente en intervalos de un segundo en una forma estable en ciclos de entre dos o tres por minuto. (Aun cuando algunos maestros biodinámicos aseguran que la marea fluida tiene radios variables es relativamente estable entre dos o tres ciclos por minuto). Dejando de lado el estado emocional de tu paciente o las cargas de su sistema nervioso autónomo, el radio de la respiración primaria permanece relativamente estable mientras esté en estado neutral.

Cuando la conciencia del ego del paciente renuncia al control de su cuerpo sobre la respiración primaria, la infusión de esta suave potencia asienta su mente en un estado de quietud meditativa. Después de un tiempo su campo respiratorio se sintoniza en forma coherente en todas las células del cuerpo lo cual une o reúne el sistema mente/cuerpo. Este es el punto en el que puedes sentir la respiración en todo el cuerpo.

EL ESTADO NEUTRAL EN MAREA FLUIDA

La progresión hacia un estado completo de quietud y aún más profundo de neutralidad no es inducido por el practicante, como el punto de queitud en el trabajo biomecánico, pero la disposición neutral se establece de manera inherente durante la marea fluida. En lugar de seguir el movimiento del pulso craneal en los tejidos locales como hiciste en el trabajo funcional, estás completamente atento a la respiración primaria, esos momentos en los que puedes sentir como todo el cuerpo fluye desde la línea media del paciente, lo cual permite la libre expresión del movimiento sano. Tal como en el trabajo funcional no debes exagerar o detener el movimiento en la marea fluida, en su lugar permites que tus entrenadas manos se muevan o imiten el movimiento que está presente.

Lo diré otra vez ya que es crucial que se entienda: no estoy creando una marea fluida con mi visualización, sugerencia o intención, solo dejo que ésta naturalmente surja al no ponerme en el camino. Lo que Sutherland llama el cambio automático del *fulcra* va a fluir espontáneamente entonces, ya que la potencia infunde libremente la coherencia en los campos metabólicos, incrementando la levedad, lo cual expande el espacio de inercia interna y suspende el movimiento; entonces los *fulcra* flotan libremente en la quietud de estas aguas en medio del cambio del tiempo y el espacio. La respiración primaria respira en este estado boyante, tal como un velero que se reorienta puede entonces tomar la corriente de la brisa, los *fulcra* se reorientarán a través de la línea media y por lo tanto transmutarán el movimiento inerte hacia el movimiento de salud.

DETALLES DE LA MOTILIDAD FLUIDA

Debido al cambio entre espacio y tiempo los detalles de la motilidad fluida son más claros en la marea fluida comparada con la motilidad de los tejidos en la onda craneal. La marea fluida es cuatro veces más lenta que el pulso craneal y su amplitud va envolviendo todo el cuerpo del paciente. Básicamente la motilidad de la onda craneal en los tejidos locales se expande en la marea fluida para incluir la unidad de la respiración de todo el cuerpo. No es accidente que el Dr. Sutherland se refiera a esta elusiva potencia como: "un fluido dentro de los fluidos". Sólo puedes sentir vagamente la casi imperceptible sensación de la marea en el cuerpo de tu paciente, como sutiles oleadas que van y vienen en forma transversa radiando desde la línea media llenando todo el fluido del cuerpo. También puedes sentir esta potencia reestableciendo el balance en la fluctuación longitudinal dentro de su línea media.[6]

EFECTOS DE LA MAREA FLUIDA EN TU CONCIENCIA

Dado que tu percepción desde el corazón está absorta en el pesado campo de la respiración primaria en todo el cuerpo, tu atención está menos contraída o fija, está más relajada abierta y pasiva. Si tu corazón puede residir en este calmo reino de la marea fluida, tu sentido del tiempo se hace más lento y lo que en marea craneal se siente como trabajo ahora es como un juego. Esperar, como un testigo en una presencia encarnada es tu actividad primaria.

En la marea fluida, la línea media de tu paciente se va progresivamente rebalanceando a través de una serie de puntos neutrales que siguen una secuencia específica como el Plan de tratamiento inherente. Cuando la línea media se ha rebalanceado una profunda quietud invade el espacio y expande tu percepción y la de tu paciente más allá del horizonte. En esta quietud global un rango más lento de respiración primaria puede aparecer, caracterizado como la radiante y amorosa presencia que respira en un ciclo de cien segundos como la marea larga. Pero me estoy adelantando, veamos cómo nos vemos retados por la marea fluida.

El contacto con la marea fluida reanima y despierta tu intuición. Por lo tanto tus respuestas evolucionan experiencialmente a cada momento. Conforme los eventos van apareciendo respondes de manera intuitiva imitando lo que va emergiendo en una sesión. Esta es una aplicación práctica del, no saber. Tu corazón percibe el movimiento de salud y tus manos imitan los detalles del movimiento fluido. Es así que no hay necesidad de que te concentres en patrones de movimiento conceptualizados o que inventes planes para arreglar las lesiones, erradicar síntomas o curar las enfermedades. La sanación sucede por sí misma a través de la respiración primaria. Sin embargo, permanecer abierto en esta forma, no es tan fácil como parece.

INCREMENTAR LA VULNERABILIDAD Y ABSTENERSE DE CUALQUIER ACTIVIDAD EFERENTE

Entonces, tu mente está quieta, tu corazón está abierto y vulnerable a la respuesta de tu paciente. Como Shopenhauer dijo sucintamente: "La aflicción y el dolor del otro viene directamente a mi corazón".[7]

Tu reto es permanecer en calma en este contacto de corazón a corazón, sobrepasar tu deseo de resistir esta experiencia íntima y no actuar de acuerdo a tus sentimientos. Simplemente debes sentir lo que es, sin el deseo de ningún tipo de resolución. Aun cuando tus habilidades sensitivas están más balanceadas en la marea craneal que en la marea fluida tu sensibilidad se incrementa o disminuye con el efecto tormenta que emana de tu paciente. La respiración adecuada te ayudará a aterrizarte porque tu respiración se mueve sutilmente hacia arriba y debajo de tu línea media en resonancia tonal con el flujo ascendente y descendente de la respiración primaria a través de la línea media de tu paciente. Sin embargo esta fluctuación en tus habilidades sensoriales va a retar continuamente tu habilidad para mantenerte en tu centro y permanecer allí.

De este modo podrás permanecer calmado en esta percepción del corazón tanto como alejado de toda actividad eferente. Evita las interpretaciones, no nombres las lesiones o el desarrollo que se hace presente, pon límites a tu deseo de entablar un diálogo con el sistema de tu paciente y no pongas etiquetas a su estado. Aún más allá, debes dejar completamente de proyectar tus manos dentro del paciente, dejar de investigar alrededor del cuerpo, dentro de su anatomía, para encontrar su línea media, para encontrar un punto de soporte o entender que está pasando. En su lugar debes reposar en tu corazón, dejar todo tal y como es, mientras permites que tu atención se mueva de manera natural con el ir y venir del flujo de la respiración primaria. Al desprenderte de esta actividad eferente estarás permitiendo al plan inherente la libertad que necesita para dar frutos.

TIEMPOS DE SOÑAR DESPIERTO PARA EL PACIENTE Y EL PRACTICANTE

"Inicialmente la sesión estaba toda enfocada en mí, mis preocupaciones, problemas y la ansiedad de lo que iba a pasar. Entonces algo empezó, aun antes de que me tocaras y continuó mientras trabajabas. Algo dentro de mi cuerpo comenzó a fluir, a crecer, entonces todo se volvió realmente grande (haciendo grandes gestos con los brazos). Sentí tantas cosas moviéndose y cambiando en mi cuerpo que no pude seguirles el rastro. Entonces caí en un estado de profunda quietud, tanto que sentí que me estaba quedando dormida. Fui despertada por algo, o alguien con una gran pregunta, no sé cuál era la pregunta pero sé que mi respuesta fue SÍ . Entonces una gran ola de aliento se movió dentro de mí (movimientos de las manos indicando la línea media hacia arriba), fuera de mí y todo se relajó en esta respiración en calma y silencio. Me siento muy bien y completamente renovada ahora. No puedo esperar para tener esta experiencia otra vez."

La primera experiencia de un paciente en contacto con la disposición neutral y la respiración primaria según me fue reportada por un practicante.

Es normal en marea fluida para ti (y el paciente) entrar en flashes de movimientos involuntarios en los ojos, como cuando dormimos, en los cuales puede que hasta tengas sueños de los cuales despiertas de repente en un nivel de percepción más profundo. Está bien si tu paciente se queda dormido, en este estado el ego no está en resistencia, reaccionando o controlando la sesión. He tomado clases de trabajo craneal en las cuales se te indica que despiertes al paciente si se queda dormido durante una sesión en pulso craneal, pero en realidad es preferible evitar hacer esto en marea fluida; te sorprenderá descubrir que aun si tu cliente está tan profundamente dormido que ronca sonoramente, seguramente tendrá una idea de todos los detalles de la sesión al despertar. No es que se quede dormido, *per se*, su ego estaba tomando un descanso en la disposición neutral. Entonces, como dice el Dr. Sutherland: Confía en la marea, y deja que el Aliento de vida haga todo el trabajo de sanación. También, aun cuando no es necesario que observes vigilantemente el plan inherente de tratamiento (para que puedas reportar al cliente lo que pasa) es esencial que te sumerjas en la totalidad de lo que está pasando. Serás entonces capaz de nombrar los detalles de la sesión después de que ésta termine, mientras estés hablando con tu paciente.

HABILIDADES NECESARIAS PARA NAVEGAR LA MAREA FLUIDA

La conciencia psíquica descansa en las habilidades de enraizarte que has desarrollado en el estado de visión lógica que te permiten permanecer o sumergirte en polaridades opuestas simultáneamente. Pero debido a que la intensidad creciente del tono sensorial puede desatar una fuerte respuesta, necesitas estar bien centrado. ¿Por qué? Porque en marea fluida el efecto del cuerpo emocional o psíquico de tu paciente toca profundamente tu corazón. Experimentar el sufrimiento de tu paciente significa ser tocado por las intensas energías de dos personas: la tuya y la de tu paciente. Esto crea lo que pudiera ser caracterizado como una herida interna y se manifiesta como una sensibilidad física de profunda ternura dentro de tu corazón. Una variedad de tonos vibrantes iluminan la marea fluida, tales como una alegría profunda, un sentimiento dulce y amargo, un dolor confortante, un caos pacífico y más.

Una aseveración como: "que bien duele" caracteriza tu vulnerabilidad cuando queda expuesta al proceso de tu paciente. Cuando estás entonado con la biografía de tu paciente y su sufrimiento no solamente sientes la cualidad de sus heridas sino que también resuenas con la carga vibratoria del shock acumulado en su *soma*, los tejidos del cuerpo. Finalmente tendrás que lidiar también con tus propios conflictos emocionales no resueltos que seguramente van a resonar con el proceso de tu paciente. Y créeme que lo harán.

ATERRIZADO. CENTRADO. PRESENTE.

Cuando estás anclado, tu cuerpo resonará con la intensidad de las tonalidades que surjan en tu paciente. Tú eres como un árbol firmemente enraizado en la tierra, pero aun suficientemente flexible como para doblarse un poco con los vientos tumultuosos. Desde esta disposición sufres con tu paciente.

Permanecer presente en medio de la intensidad tonal que se incrementa, requiere la percepción del corazón, la conciencia despierta de tener tu línea media bien enraizada en la quietud y una estabilidad de testigo sensible que esté centrada.

Estar centrado y enraizado estabiliza el campo perceptual de tu corazón por lo que puede fluidamente modularse con la respiración primaria, a través de esto mantienes una sincronía tonal precisa con tu cliente. Sin un centro, la ansiedad retrasada de una sesión puede despertar tu repuesta de huir o pelear, lo cual permite a tu sistema nervioso tomar control y cerrar tu corazón como órgano de percepción cortando así tu conexión con la respiración primaria. Mientras detallo este proceso entenderás porque el centrarse requiere de mucho coraje.

LA VALENTÍA DEL CORAZÓN

En la onda craneal estás al tanto del cuerpo de tu paciente, sin dejar nada atrás mientras vas progresando de un nivel al otro, este tipo de conciencia despierta continúa en la marea fluida. Adicional a ésto tu corazón se expande o contrae coherentemente para acomodarse a la respiración expandida de tu paciente. Debido a la intensidad tonal de la marea fluida tu corazón se siente vulnerable, experimentas niveles profundos de apertura y una vez que tus defensas caen la psique de tu paciente puede fácilmente tocar el centro de tu psique. Toma coraje, una función de la percepción del corazón, sentir esta profunda conexión sin reaccionar.

Mientras la intensidad tonal se incrementa, tal vez reaccionen tus patrones de defensa. Si has perdido tu centro o eres incapaz de anclarte en él, tal vez entres en pánico, pierdas la percepción de tu línea media y tu sentido de ser desaparezca. Tu ego, por supuesto va a percibir este cúmulo de emociones como una amenaza e iniciará el proceso de pelear o huir. Si pierdes tu sentido de enraizamiento tal vez procedas inconscientemente a tratar de arreglar a tu paciente al aplicar nociones eferentes de sugerencias o intenciones. O tal vez ejerzas presión en sus tejidos lo cual no solamente impide el movimiento presente en la marea fluida, también crea un falso punto de soporte que repele el movimiento de la respiración primaria e interfiere con el proceso de tratamiento inherente. Finalmente puede que todo esto te asuste y rompas el contacto. Si esto pasa, tu paciente tal vez perciba un profundo sentimiento de abandono que incluso puede traumatizarlo. Esto es según Jung el abandono desde un nivel arquetípico.[8]

Yo fui testigo de ésta desafortunada ocurrencia mientras enseñaba una clase. Noté a un estudiante en particular mientras estaba trabajando en su compañero: todo su lenguaje corporal estaba fuera de lugar: la postura no era erecta, el cuerpo parecía inerte, la piel pálida, la cabeza caída y las manos apenas reposando en la cabeza de su paciente. Una vez terminada la sesión el estudiante que había estado en la mesa se acercó a mí en privado con lágrimas en los ojos. Me dijo: "Nunca me sentí tan solo en toda mi vida. Mi practicante me abandonó completamente lo cual desencadenó una respuesta en mí. Sentí que me estaba ahogando en un pozo de horror, atrapado en la nada eterna donde no hay nada. Donde nada es".

Esta es la forma en la cual la falta de presencia de un practicante puede traumatizar a un paciente, que como en este caso tenía obviamente un problema con el abandono. En el ejemplo anterior el practicante estaba completamente inconsciente de que su paciente había caído en este estado. El perder la presencia es uno de los mayores peligros de este nivel de trabajo. El encuentro con la marea fluida puede ser avasallador, cargado de shock emocional o tan placentero que la conexión con tu paciente se puede perder fácilmente. Es esencial que permanezcas enraizado en la quietud, dentro de tu línea media y que mantengas la conciencia de tu cuerpo, este es un centro en el que puedes continuamente regresar sumergiéndote en el corazón. La presencia en el corazón va a igualar la tonalidad y a modular fluidamente en resonancia precisa con la actividad en el cuerpo tu paciente, y con el tono de su campo vital auto organizado. Nunca debes dejar a tu paciente (o a tí mismo) por ninguna razón. La mejor manera de navegar a través de la intensidad de la marea fluida es sintiendo la cualidad de su tono en tu propio cuerpo y en presencia hacia tu paciente en una forma armónica a la forma en como tú experimentas esta sensación. Por ejemplo si la sensación es de ternura, ese será el tono de tu presencia, si la sensación es de entusiasmo intenso tu presencia tendrá entonces un tono más dinámico.

La respiración primaria es una inteligencia ancestral y como ya lo he mencionado el contacto directo con esta inteligencia puede resultar desalentador. Pero este fenómeno posee una cualidad tonal que sientes en tu corazón sin reaccionar a ella, sin buscarla o tratar de entenderla. En su lugar, espera y siente este tono desde el espacio interior de tu propio cuerpo, pero no reacciones a este movimiento vertiginoso, fractal y no lineal. Aprendiendo cómo estar presente en esta tensión entre opuestos (activo y pasivo al mismo tiempo) entrarás en una colaboración consciente con el Aliento de Vida.

De esta manera ganas acceso a la huella o impronta de desarrollo de tu paciente en donde puedes sentir este tono en tu propio cuerpo y resonar con él. Como dice el Dr. Jealous debes estar dentro de la respiración primaria. No puedes vivir este proceso desde afuera y cooperar con él al mismo tiempo. Yo agregaría también que debes permitir que la respiración primaria habite dentro de ti y estar completamente inmerso en ella para lograr resonar coherentemente con el proceso en una forma en la que puedas cooperar con él.

COOPERANDO CON LA RESPIRACIÓN PRIMARIA

La cooperación es posible cuando logras imitar como un espejo los patrones de inercia en tu paciente al mismo tiempo que te abstienes de cualquier actividad eferente. Esperas pacientemente hasta que la forma geométrica y la dirección de estos patrones se revela a sí misma. Observarás que los fluidos se mueven en direcciones particulares o vectores, que debes imitar en forma precisa hasta que el patrón de inercia se transforme en un movimiento coherente con el todo que los devuelve a la salud. Si te abstienes de intervenir en este proceso tu propia quietud interior se conecta con la quietud de tu paciente. El *fulcrum* en tu corazón y el de tu paciente se unen como dos imanes. Subsecuentemente una sensación de estar flotando se expresa en el cuerpo fluido del paciente como una tonalidad unificada, este balance en la tensión fluida es una profundización en la marea fluida neutral.

Cuando este estado neutral de profundiza, se establece y finalmente toca fondo expresa un tono particular. Sientes la cualidad de este tono en el espacio de tu cuerpo.

> *Este tono resuena alquímicamente con las fuerzas inertes para transmutarlas en movimiento saludable. Sintonizarte con este tono es la llave de la práctica biodinámica.*

Mientras el estado neutral se consolida, por medio de una serie de puntos de balance de la marea fluida, los puntos o *fulcra* inertes se reorientan hacia la línea media. Al resolverse la inercia va balanceando progresivamente la línea media estructural que podrá después resincronizarse con la electrómagnética línea media primaria.

SENTIR LA TRANSMUTACIÓN DENTRO DE LA MAREA FLUIDA

Un *fulcrum* inerte empuja la línea media fuera de centro, cuando este se resuelve la porción de la línea media que estaba distorsionada vuelve a su balance. Después de un número suficiente de que estos *fulcra* se van resolviendo y rectifican la distorsión de la línea media esta se va rebalanceando secuencialmente como un todo. Este cambio, desde el movimiento inerte hacia el movimiento saludable en la línea media, abre la posibilidad de que pueda emerger un desarrollo más profundo de la respiración: la transmutación.

Tu sensación de este fenómeno de la transmutación en una sesión nunca será la misma dos veces. Y como este es un proceso fractal y multilineal es muy difícil de describir. Aun así, hay eventos que surgen repetidamente por medio de los cuales puedes reconocer la marea fluida. Por ejemplo, tal vez sientas un incremento en la tonalidad en tu cuerpo durante las oleadas de respiración primaria. Esta intensidad indica que la potencia de la respiración está infundiendo ligereza en el cuerpo fluido del paciente. Tal vez éste sienta que esta potencia irradia periféricamente en su cuerpo como si el espacio interno se expandiera mientras el cuerpo fluido se expande como un todo. El cuerpo del paciente tiende entonces a sentirse más ligero —boyante— debido a esta ligereza que la potencia va infundiendo en los campos metabólicos. Lo que solía sentirse como *fulcra* de inercia concentrado ahora se siente espacioso. Los patrones inertes locales cesan su movimiento y el punto de *fulcrum* se desengancha de su patrón fijo y se mueve hacia un lugar de mayor balance.

En este punto de la sesión los *fulcra* fluidos se sienten espontáneamente como una corriente de fuerza protoplásmica. Cuando sientes este fluir es el indicador de que estos patrones fijos se han liberado y los patrones de movilidad fluida que estaban organizados por estos puntos fijos pueden expresarse ahora como un fluido metabólico armónico. Cuando este fluir encuentra su balance se da la homeostasis y sentirás cómo la forma de los tejidos vuelve a su estado ideal.

Recuerda que la transmutación es multilineal por lo tanto durante la inhalación adicional al incremento de la intensidad del tono podrás sentir otras cualidades del cuerpo fluido del paciente, tales como calor, suavidad, expansión o burbujeo. Durante la respiración primaria podrás sentir un alivio en la intensidad tonal dentro de tu cuerpo mientras las formas y los tonos fluidos se van traduciendo, debido a la intensificación de la gravedad, en cambios de forma en las diferentes capas de tejidos, órganos y membranas (membrana ósea). Después de unos minutos notarás una transmutación total en el movimiento inerte. Los *fulcra* inertes se han reorientado de vuelta hacia la línea media y el movimiento del cuerpo fluido se ha liberado espontáneamente lo cual puedes sentir como una suavidad, una sensación de calor, una unidad de movimiento grácil que sólo puede ser caracterizado como elegante. Esencialmente los patrones de inercia se liberan a sí mismos a través del proceso que emerge de la inteligencia de las fuerzas escondidas dentro del cuerpo del paciente. Esto nos lleva a una pregunta: ¿Exactamente cuanta intervención es apropiada para un practicante biodinámico?

CÓMO DIFIERE LA OSTEOPATÍA DE MI ENFOQUE DE ENSEÑANZA

Es aquí en donde dividimos caminos con la práctica biodinámica en la osteopatía. Ya he comentado las diferencias entre la biodinámica osteopática y el toque de quietud que es un enfoque no médico, pero quiero ser aquí incluso más explícito. El Dr. Jealous enseña a los médicos osteópatas que el Aliento de Vida aumenta minuciosamente el movimiento presente en la sincronía tonal con las excursiones de la respiración primaria en su momento culminante en la inhalación.[9] Esta acercamiento es la prerrogativa de un médico, la cual respeto aun cuando dudo que usar un "mapa" sea posible sin aplicar de forma inconsciente una actividad eferente, sin importar qué tan bien entrenado esté el practicante. Entonces yo sugiero el siguiente enfoque: Estar bien anclado en tu Nodo Sinoauricular para conectarte con los *fulcra* dentro del movimiento presente. Te relajas en total presencia durante la inspiración mientras el tono crece en intensidad. Cuando llegas al punto máximo de la fase de inhalación sientes la oleada de la intensidad tonal, mientras tanto tus manos imitan la geometría del movimiento que está presente y la inercia se resuelve de modo inherente. Liberando completamente al Aliento de Vida.

¿Qué quiero decir con que "tus manos imiten el movimiento presente"? Usemos la analogía del capullo de una flor a medida que despliega sus pétalos. Como recordarás, las fuerzas inertes están cargadas de gravedad, por lo que comprimen los campos metabólicos y los convierten en gel, que es análogo a un capullo de flor aplastado. Si proporciono el contacto neutro con las manos (un punto de quietud que es fluido) entonces la potencia infunde los pétalos y se desplegarán de forma natural, al igual que los rayos solares estimulan la apertura de los pétalos de la flor. En mi experiencia, aumentar es equivalente a abrir los pétalos por la fuerza, lo que no encaja en mi sentido de "estar" en lugar de "hacer". Como escribió Christian Morgenstern: "Nadie puede aumentarme, nadie puede tomar nada de mí, yo soy lo que soy. En mí la vida ha ganado el porqué de su sentido".[10]

Sutherland parece agregar: "He estado llamando tu atención sobre la potencia de la marea, ya que tiene más inteligencia y potencia que cualquier fuerza ciega que pueda aplicarse con seguridad desde el exterior".[11] Él llamó "asombroso" a este nivel de trabajo, lo cual para mi quiere decir que va más allá de lo racional.[12] La creencia de que todo debe ser claro y lógico para ser verdadero no aplica en la biodinámica. Lo que es claro y lógico contiene solamente una pequeña gota de verdad; la verdad más amplia parece ser más como una inundación llena de fango. Cuando conscientemente me hundo en este fango, lo cual requiere que "piense con mis rodillas", estoy confiando implícitamente aún dentro del no saber, mientras recibo la guía de una inteligencia superior. Esto no debe confundirse con una falsa humildad que exalta mi ego asegurando que no merezco el conocimiento, más bien es algo así como no saber nada y saber todo al mismo tiempo.

Nuevamente le Dr. Sutherland dice: "ni siquiera es necesario que pruebes la motilidad en la juntura esfenobasilar. La Marea te dirá. Esto no está mapeado y es por ello que he tenido tantas dudas de hablarlo. Sin embargo, la prueba está en el *pudding*"[13] en este caso en la experiencia de la sanación inherente.

QUIETUD

DE LA MAREA FLUIDA HACIA LA MAREA LARGA

El estado neutral que emerge dentro de la marea fluida da lugar a una serie de lo que se sienten como puntos de quietud, estos son en realidad puntos de balance de tensión fluida que son parte del Plan Inherente de Tratamiento. Mientras tanto el estado neutral se profundiza y la línea media primaria estructural se va reorganizando, balanceando y volviendo progresivamente a reestablecerse.

Esto permanece así hasta que una parte suficiente de la línea media ha reestablecido su balance. Entonces, sentirás que el balance de la tensión fluida se vuelve total quietud. La quietud que habita desde el interior llena entonces la habitación mientras el cuerpo fluido del paciente comienza a transmutarse en un vasto y sublime vapor, es entonces cuando entras en el la marea de la quietud, el preambulo de la marea larga. Dentro de una tensión fluida balanceada el fluido se transmutará en potencia, entonces una prolongada y profunda quietud intensifica la potencia en preparación para que la marea larga pueda emerger. La progresión desde la marea fluida hasta la marea larga requiere un gran cambio en la percepción: tu percepción en el campo cardíaco se expandirá naturalmente hacia o más allá del horizonte, tu sentido de lo conocido y rendirás tu inteligencia personal que se convierte entonces en sabiduría instintiva lo cual formará el *fulcrum* para que el Aliento de Vida pueda emerger.[14] Esto lo que Wilber llama el *Reino Sutil*.[15] Tu trabajo es descansar dentro de este vasto océano de potencia que respira como la marea larga y continuar rindiendo el control de la sesión a las fuerzas internas del paciente. Descansas en lo que está pasando exactamente como estás sin el deseo o expectativa de que nada sea diferente de como es.

> NOTA: Algunos textos de biodinámica craneosacral y sus maestros aseguran que para lograr percibir la marea fluida, la marea larga, o la Quietud Dinámica, todo o que debes hacer es visualizarlas hasta lograr un cambio consciente de tu campo percep-

tivo y cambiar la calidad del contacto desde tus manos; de esa manera percibirás repentinamente el despliegue deseado (la marea o pulso deseado). En mi experiencia estos despliegues no aparecen cuando yo lo indico o lo intento ni siquiera visualizándolos. Nunca he sido capaz de cambiar mi campo de percepción como si fueran velocidades mecánicas y entonces percibir la marea larga sin importar cuanto quiera que esto suceda. **Es el Aliento de Vida el que decide esto**. Cuando he sido capaz de permitirlo y de soportar ser sólo un testigo de sus misteriosas formas de trabajar me he sentido profundamente privilegiado.

CAPÍTULO
SIETE
LA MAREA LARGA Y LA CONCIENCIA SUTIL

Thou art the pilgrim's Path, the blind man's eye,
The dead man's Life; on Thee my hopes rely;
If Thou remove err, I grope, I die.
Disclose Thy sunbeams, close Thy wings, and stay;
See, see how I am blind, and dead, and stray;
Oh Thou, that art my Light, my Life, my Way.

— FRANCIS QUARLES, WHY DOST THOU SHADE
THY LOVELY FACE?

Tú eres el camino del peregrino, el ojo del ciego,
la vida del hombre muerto, en ti confían mis esperanzas,
si eliminas el error, ando a tientas. Yo muero.
Revela tus rayos de sol, cierra tus alas y permanece.
Mira, mira cómo estoy ciego y muerto y perdido.
Oh tú, que eres mi luz, mi vida, mi camino.

— FRANCIS QUARLES, ¿POR QUÉ ENSOMBRECES
TU HERMOSO ROSTRO?

La conciencia sutil engloba todos los niveles de conciencia anteriores, Racional, de Visión Lógica y Psíquica, solo que ahora la ausencia de gravedad libera tu percepción cardíaca aún más lejos hasta expandirse en el horizonte de lo conocido. A la par de que tu conciencia va más allá de la trampa del ego, te sumerges en la música oceánica de las esferas, conocida como *logos*, los tonos fractales de geometría sagrada arquetípicos que son los elementos que forman la creación física. Sientes tonos estáticos en todas partes como un mundo interno luminoso, que canta eternamente la canción del Ser Universal divino, lo que Jung llama el Ser Arquetípico o *Purusha*.[1] Estás en contacto directo con una variedad infinita de eufóricas emanaciones tonales que poseen luminosidad y se expresan en formas de geometría sagrada. Estos son patrones fractales primordiales de manifestación que se convierten en huellas formativas arquetípicas o patrones desde los cuales emerge el fenómeno físico.[2] Cuando accedes a este nivel de la conciencia encuentras un amplio rango de fenómenos que se combinan con aquellos de niveles anteriores, este es ciertamente un nivel completamente nuevo, el cual como dice Wilber eclipsa completamente todos los anteriores.[3]

Uno de los aspectos más sorprendentes de la Marea Larga es lo que caracterizo como el regalo del "toque espiritual". Tus sentidos individuales permanecen autónomos, y sin embargo, al mismo tiempo todos tus sentidos están unificados y convergen en uno solo. El toque espiritual es un estado estático y eufórico: verás colores brillantes y luminosidades mientras escuchas sonidos de éxtasis que se configuran en formas geométricas fractales arquetípicas que se manifiestan en forma física. Este tipo de contacto directo con fuerzas extremadamente sutiles y cogniciones se llama en India *shabda* o *nada*,[4] te encuentras saturado con un grado de éxtasis potencialmente abrumador y sobrecogedor y tu conciencia se ha unificado.[5]

En la conciencia sutil el contacto potencial con deidades como Cristo, *Buddha, Krishna, Allah, Prajnaparamita, Sophia, Quan Yin, Dios*, la Presencia, la emanación del amor universal, las jerarquías y demás es un lugar común. Te encuentras lleno de asombro, particularmente porque te sientes contenido y visto por la deidad. Ser visto y sentirse tan profundamente conocido, impulsa la devoción espontánea y el deseo de unirse con este ser beatífico.

Ninguna experiencia puede validar tu contacto con la marea larga. Cada encuentro tiene un tono específico según el campo creado por la unión coherente entre el corazón de tu paciente, tu corazón y el corazón universal. La experiencia varía para cada persona y en cada encuentro. La llave es en sintonía con la tonalidad de este tono, no solo con la percepción del deslumbrante fenómeno, que puede convertirse en una trampa amorosa.

En mi experiencia es aquí en donde la mayoría de mis estudiantes se pierden, a través de la derivación eligen permanecer absortos en la indagación del despliegue multimedia de la marea larga y, por lo tanto, permanecen atascados en la corriente espiritual ascendente de la vida (Ver mi nuevo libro Toque de Quietud, Capítulo 1 para más detalles).

LA MAREA LARGA RELEVA AL EGO COMO EL ENTE DIRECTOR DE LA VIDA

Una vez un maestro alemán, quien era especialmente escéptico de la biodinámica y su validez, interrumpió mi clase: "esta biodinámica de la que estás hablando, dijo, no veo en que difiere de lo que ya estoy haciendo". Por supuesto él fue el primero con quien quise practicar. Una vez que tuvo la experiencia del contacto con la Marea Larga dijo: "no tuve ninguna oportunidad. La quietud era tan poderosa que tuve que rendirme, y pasó demasiado rápido como para poder detenerlo. Cuando por fin pude rendirme no quería dejar este reino de calma. Esto es diferente a lo que había pensado".

No pudo con el irresistible poder del Aliento de Vida, por lo que a pesar de su escepticismo pudo disfrutar de la presencia amorosa de la Marea Larga. Esto demuestra cómo este poder desplaza amorosamente aun al más fuerte de los egos. En el contacto directo con la marea larga manda al ego a dormir, cuando misteriosamente despierta de repente se encuentra en el asiento del pasajero y en su lugar en el asiento del conductor se encuentra esta abrumadora pero amorosa presencia. Al principio esta pérdida de control puede destrozar al ego, pero después de un tiempo para aclimatarse es un gran alivio que trae serenidad permanente. Una vez que el ego se da cuenta de que esta "*Presencia*" es en realidad quien siempre ha estado a cargo de la vida, puede relajarse. *Momma* puede manejar el autobús mientras el ego disfruta del paisaje.

EL PULSO UNIVERSAL QUE NUNCA TE ABANDONA

Nada puede disminuir las fuerzas de la marea alta, no solamente por su potencia sino también porque es el pulso universal que emana directamente de la Quietud Dinámica, el fundamento de toda la vida. Tengo un video que demuestra este pulso vital en el moho del fango, una de las formas terrestres de vida más simples. El moho no tiene estructuras u organelos, sólo protoplasma. En el video la corriente del protoplasma del moho corre en una frecuencia estable. Este pulso de vida se mueve en una dirección y después cambia de dirección regresando a su origen con una frecuencia de 15 segundos en cada fase.[6] Esta frecuencia, como se muestra en el video continua en el protoplasma sin ningún cambio aun cuando el moho es sujeto de todo tipo de eventos traumáticos como anestesia, congelamiento, shock eléctrico, cirugía, aplicación de narcóticos, estimulantes y venenos. El film demuestra que sin importar cuales fuerzas de inercia se introduzcan en el protoplasma del moho, la marea larga permanece intacta, es transpersonal. Esto quiere decir que el radio de transmisión no depende de la disposición personal o la forma a través de la cual está pulsando. Ya sea que el organismo esté sano o enfermo, este pulso siempre presente nunca lo deja mientras esté vivo.

ENCUENTROS NATURALES CON LA MAREA LARGA

Tal vez ya hayas percibido la Marea Larga como una presencia amorosa y pacífica en una persona santa, o en alguien que está cruzando el umbral de la muerte (El Dr. Jealous decía que la Marea Larga puede sentirse en una persona por cierto tiempo aun después de la muerte.[7] También he escuchado esto de otros practicantes en mi grupo, aun cuando no lo he experimentado personalmente). Siento la Marea Larga cuando estoy totalmente relajado o profundamente inmerso en la naturaleza; también siento esta amorosa presencia mientras estoy meditando, o durante una ignición (cuando siento un intenso entusiasmo en mi cuerpo) o en medio de un momento de despertar espiritual.

> *La marea larga es nuestro estado de conciencia natural, el grado con el cual nos sentimos sobrepasados por este contacto nos revela que tanto nos hemos desviado de nuestra verdadera naturaleza.*

La cultura moderna y los medios sociales han cerrado nuestra conciencia sutil disminuyendo la importancia de la percepción en nuestro campo cardíaco y declarando que el cerebro es superior. Adicional a este condicionamiento cultural en nuestra conducta, la escuela nos dirige hacia la lógica, la ciencia, los conceptos médicos; modelos que últimamente destruyen la vida y colapsan los aspectos multidimensionales de nuestro campo cardíaco. Con razón nos sentimos tan desconectados y solos.[8]

Afortunadamente para nosotros, la Marea Larga no depende de nuestra disposición personal, física, psíquica o espiritual, la marea larga nos habita incondicionalmente: como se demuestra en el video, el Dr. Jealous da un ejemplo de la cualidad incondicional de la marea larga cuando describe que ha visto esta cualidad aparecer amorosamente en asesinos convictos. Muchas otras manifestaciones transpersonales surgen en la marea larga porque la ligereza es predominante en este estado, tal vez tu paciente reporte que siente como si su cuerpo despareciera, o se expandiera, se volviera más ligero, como una niebla flotando. El cuerpo fluido de tu paciente se va quedando en el fondo y es reemplazado por una sensación desconcertante de que su cuerpo se ha convertido en una entidad vasta, no lineal, multidimensional, cambiante y vaporosa. En el "cuerpo de potencia" de tu paciente, como se le llama, podrás sentir un despliegue de sublimes patrones fractales que se parecen a la bruma mezclada con luz y aire que se arremolina en modos impresionantes mientras se mueve y se recombina libremente. De hecho esto no puede ser descrito, por lo que tienes que sentirlo por ti mismo.

LA MAREA LARGA COMPARADA CON LA MAREA FLUIDA

En la marea fluida fuiste testigo de una secuencia de puntos de tensión fluida que progresivamente se van profundizando en la disposición neutral. Mientras que en la marea larga el ego del paciente no está ya resistiendo el Aliento de vida por lo cual la función neutral se completa, el paciente está en esta disposición neutral. Por lo tanto, gracias a esta total rendición del paciente podrás sentir innumerables *fulcra* que fluyen espontáneamente y que resuelven la inercia como una matriz fractal no multidimensional, indescriptible, que infunde el sistema cuerpo-mente del paciente uniendo todo. Regularmente me siento afectado por un respeto reverencial durante esta etapa, porque este tipo de curación inherente está fuera de toda creencia, y está tan alejado de mi comprensión racional que desafía la descripción. Es evidente que la curación no tiene nada que ver conmigo, pero estoy agradecido por el privilegio de cooperar con ella.

El poder sanador de la Marea Larga: En una ocasión tuve una paciente que estaba tan afectada por el vértigo que tenía que permanecer en cama, no podía moverse sin caerse o sentirse completamente sobrepasada por la náusea. Ningún tratamiento que había tomado (y fueron muchos) hizo ninguna diferencia. Yo la vi una vez y nunca escuché de ella otra vez.

Un año más tarde ella llamó para agendar una sesión. Cuando le pregunté sobre el vértigo ella me contestó: "El vértigo cesó después de mi sesión contigo".

Aún más, la marea larga no sólo cura síntomas, también restaura tu perspectiva sobre la salud. Esto quiere decir que no te enfocas más en los detalles de tu enfermedad como una parte o en cómo arreglarla, en su lugar, una vez que has estado en contacto con la marea larga, asumes la salud como un estado de completitud inherente en tu cuerpo y dejas que esta noción sea la que te lleve adelante. Este cambio radical de perspectiva (de las partes hacia el todo) establece un nuevo tono en tu vida por el cual eres guiado de forma aún más profunda hacia la salud y la totalidad que verdaderamente reside dentro de ti.

Cambio de sentido en tu percepción: Como practicante tienes un cambio de concepción aún mayor que hacer en la marea larga, porque tu percepción se invierte. En donde anteriormente en la conciencia psíquica percibías los eventos como un testigo sensorial, aquí, en el reino sutil te sientes observado, mirado, percibido. Debido a esto tu disposición primaria como "el observador" disminuye y es reemplazada por el sentido de ser visto y envuelto en una *"Presencia"* amorosa y radiante. La luz interior de la Marea Larga te enciende hacia una nueva conciencia mientras tu corazón se une con el corazón del universo. Te encuentras lúcido, transparente, fluido, sin fijaciones, tu atención flota libre en el espacio, en lo que llamo una "disposición sin lugar o posición fija". Estoy convencido que el Dr. Sutherland experimentó esta llama y aun cuando no puedo probarlo creo que está allí, escrito entre líneas.

Pasando más allá del sueño hacia la Conciencia Lúcida: Cuando la marea larga lleva tu atención hacia el horizonte, más allá de lo conocido, tal vez caigas en un profundo estado de sueño y pases hacia el otro lado. Has despertado a un nivel de conciencia que es tan lúcido que eres consciente de tu línea media que es finita y de la periferia infinita simultáneamente (perceptualmente son contiguas). Desde tu disposición sin posición, como la llamo, tu atención es libre: puedes flotar espontáneamente en cualquier dirección; enfocarte instantáneamente en cualquier parte de tu línea media, expandirte globalmente hacia el horizonte o caer en un grado infinitesimal con igual facilidad. Puedes cambiar entre el pasado, el presente, el futuro, todo en un parpadeo. En ese momento eres consciente de que la noción de "adentro", "afuera" y de "tiempo" son ideas, no realidades estrictas. Tu conciencia es instintiva y naturalmente permanece en un estado de radiante amor incondicional.

Las emociones personales se transmutan en virtudes transpersonales: Una vez que tienes suficientes experiencias de inmersión en la marea larga, tus emociones personales transmutan a virtudes transpersonales: sabiduría, inocencia, amor, compasión, belleza, paz, gozo, maravilla y demás. También ya mencioné que tu sensibilidad se convierte en transensorial lo cual significa que todos tus sentidos aunque aún sean autónomos se unen como uno solo llamado Toque Espiritual. Esto naturalmente te provee con misteriosas capacidades sensitivas que van más allá de tu comprensión que persisten más allá de la sesión.

Te encuentras conscientemente en contacto con todo (el contacto espiritual), por lo tanto percibes y sientes como una inteligencia que va mucho más lejos que tu propia inteligencia, tus capacidades sensoriales no se limitan ya a tu disposición personal. En la medida que el Aliento de Vida va brillando radiante a través de tu sistema mente-cuerpo, todos los aspectos de tu ser se vuelven completamente transparentes. Ahora iluminado, claramente eres testigo de tus fallas más agobiantes, sin embargo, si permites que continúe esta infusión amorosa en estas fallas, la carga y la culpa que llevas respecto a ellas se aligerará hasta que puedas amarte incondicionalmente.

Cuando la marea larga va transmutando tu relación contigo mismo puedes de esta manera encontrar verdadero reposo. Te sientes contenido por esta amorosa y radiante presencia que maneja la vida a la perfección por sí misma, sin tu ayuda; dejas de ser el que controla y dejas que la "Presencia" se haga cargo. Para soportar una nueva conciencia tan extática, se requerirán todas las habilidades anteriores: la percepción desde el corazón, el anclaje y un centro estable en tu nodo sinoatrial del corazón, así como la transmutación de tu inteligencia personal en una sabiduría instintiva que se encuentra inmersa en la total confianza.

El punto de elección: separación o completitud. Es aquí en donde tu ego como el sentido separado del ser tiene la oportunidad de escoger la completitud o la separación. Mientras te acostumbras a la presencia universal que te contiene en amor incondicional, la confianza que encontraste en la inteligencia de la onda craneal, que en la marea fluida se convierte en la experiencia somática de la sabiduría de tu cuerpo madura en una confianza implícita en la Sabiduría Universal.

Eres testigo de una trasmutación gradual del ego. Primero, renunciando a cualquier necesidad de saber la relación de las cosas, y en su lugar la aceptación de las cosas como son. Segundo cuando el ego suspende su dependencia exclusiva del conocimiento y aprendizaje personal, y en su lugar elige estar abierto, callado, escuchando. Tercero cuando conscientemente intercambias la cantidad del conocimiento como una prioridad y en su lugar dejas que el valor de la calidad sea tu guía a través del sentido de la tonalidad. Finalmente, tu ego se va retirando como el controlador y el observador primario al mismo tiempo que tu conciencia se mueve hacia una posición no definida y que no se encuentra anclada a ninguna idea, estado, técnica, concepto o cosa. Tu atención liberada fluye espontáneamente con la respiración universal del Aliento de Vida. Te has rendido y estás ahora disponible para lo que surja en este campo oceánico ilimitado de la vida.

La inteligencia personal se vuelve moral: Con el tiempo tu inteligencia personal se vuelve altamente consciente, o moral, unificada y es absorbida en las profundidades del Aliento del Vida. En este nivel de la percepción desde el corazón las cosas y eventos emiten un tono sensible radiante que contiene un valor, es aquí cuando la moral lógica reemplaza a la lógica formal. La lógica moral involucra distinciones cualitativas, opuesto a la percepción que es puramente descriptiva, cuantitativa y usualmente crítica.

Tomemos como un ejemplo muy simple, el axioma de la lógica formal: el todo es mayor que la parte. Esta es una verdad en lo que se refiere a la cantidad, sin embargo, puede no serlo en cuanto a la calidad. Ciertamente el cuerpo humano es mucho mayor cuantitativamente que por decirlo, el corazón. Pero con la lógica moral, también tomas en cuenta el valor de la parte: remover el corazón causa el fin de la vida de la persona en cuestión. Es así que al nivel de la lógica moral ambos, el axioma y su opuesto son verdaderos: la parte es mayor que el todo y el todo el mayor que la parte.

La lógica moral opera en tus perspectivas sociales también, como la clara percepción de que otros están inmersos en el mismo océano del Ser que te contiene a ti. Se vuelve autoevidente que la idea de que estamos separados de nosotros mismos o de cualquier otro es absurda y distorsionada. Esta realización, en su momento enciende una compasión aún mayor por ti mismo y por los demás. Después de todo todos venimos de una célula que proviene de la misma fuente. Aun cuando cada uno de nosotros sea profundamente individual y completamente separado, es también cierto que, en esencia todos somos uno. Permanecer en el corazón y reposar en la marea larga nos revela lo innegable de este hecho.

LOS RETOS DE LA MAREA LARGA

En la Marea Larga tu corazón completamente abierto puede sentir una presencia vasta y amorosa que emite un aliento universal. Esta es una respiración constante y estable: en ciclos de un minuto y cuarenta segundos transpirando en fases de quince segundos de inspiración y quince segundos de exhalación. En la sala de sesiones puedes sentir la Marea Larga emergiendo desde una profunda y prolongada quietud que simultáneamente habita el interior y entra desde afuera llenando la habitación con una presencia luminosa que se percibe como el último grado de amor. Estar absorto en este profundo nivel de la respiración primaria y permitir que el amor incondicional infunda totalmente tu cuerpo y mente completos sin reaccionar, es todo un reto. Es difícil primero que nada porque tu percepción desde el campo cardíaco debe expandirse hasta el límite del horizonte de lo conocido o aun más allá. Y segundo porque la infusión poderosa es tan amorosa y tierna que tu ego debe rendirse totalmente, mientras la Marea Larga toma el control sobre todo. Finalmente es difícil recibir este grado de amor sin condición.

HABILIDADES DEL PRACTICANTE EN LA MAREA LARGA

Como practicante permaneces y sigues a tu nodo sinoatrial (o sinoauricular) en un silencio interior durante la Marea Larga. Esto ocurrirá naturalmente a través del contacto repetido con esta amorosa "Presencia". Esta infunde el silencio total que es necesario para que puedas relajarte completamente en ella. Esta unión facilita la resonancia tonal (una simpatía rítmica con los impulsos fundamentales de la vida), la dependencia de ser guiado por tus pensamientos, sentimientos y deseos personales va disminuyendo mientras incrementas tu guía interna y tomas dirección desde una fuente universal que emana directamente de la vida.

Esta unión es tan completa que aún tu respiración se sincroniza con la marea larga que te respira. Esto no significa que respires inhalando por quince segundos y exhalando por quince segundos, en su lugar tu respiración está en armónica resonancia tonal con las excursiones de la Marea Larga. Tu respiración más densa se transmuta en un extremadamente potente pero sutil *prana* en el cual tus pulmones se mueven mínimamente. Tu mente está preocupada de que tal vez no estés recibiendo el oxígeno requerido y puedas sufrir un daño, aun así te sientes completamente vivo. Eventualmente tu confianza en el Aliento de Vida se va construyendo por encima de este hecho paradójico.

Y si continúas permitiendo que la serenidad del Aliento de Vida te inunde de esta manera, la luz radiante entra en ti y te llena a fondo con luz interior. Esto enciende una relación coherente con la Marea Larga en la cual te sientes tan contenido por su presencia que te encuentras suficientemente a salvo para que tu ego deje ir el control y permita al Aliento de Vida que tome el volante de tu vida. De hecho lo que experimentas es: "no soy yo, eres TÚ" y sabes que el Aliento de Vida nunca se va, así que sincronizas tu vida con *ella* y permaneces atento a su presencia en todo momento.

LA MAREA LARGA DURANTE UNA SESIÓN

Durante la marea larga resuenas tonalmente en claridad lúcida con las fuerzas vaporosas de la potencia en tu paciente. Te sientes completamente llamado a dejar que estas impresionantes tonalidades fluyan y se conviertan en uno y respiren tu conciencia hasta el horizonte y de regreso y acorde a esto tus manos se mueven. En tu paciente los movimientos vaporosos que sientes, aunque son indescriptibles, emanan un huella holográfica de la forma original de su sistema completo cuerpo y mente. Este modelo contiene lo que el Dr. Jealous llama "el flujo original de la salud". Esta huella aparece innegablemente como la milagrosa restauración del balance, la salud y la completitud en tu paciente. Sientes todo el sistema de tu paciente, cuerpo mente y alma absorbidos por la potencia de la marea mientras va pasando a través de cada estructura tanto en ti como en el paciente como un delicado velo respirando mientras va regenerando todo lo que requiere cuidado. Sientes un océano potente que produce un despertar en el cual los patrones de inercia del paciente se van re-sincronizando amorosamente en masa sin que esto disminuya en nada la coherencia de la Marea Larga. Sientes como el Aliento de Vida no se ve afectado de ninguna manera por esta inmensa inyección de potencia a pesar de la absoluta profundidad insondable de su transmutación. No hay manera de entender esto: simplemente ES.

El tiempo parece aún más lento en la marea larga que lo que parece en la marea fluida por lo que en la onda craneal se siente como trabajo que se convierte en un juego en la marea fluida ahora tiene el poder de revitalizarte. Uno de los contrastes de la marea fluida es que emerges completamente reanimado y no te sientes cansado para nada. Tal vez esto sea por los eventos transmutadores que ocurren en el paciente, que también te afectan debido a que la sanación que ocurre no tiene nada que ver con aplicar tus habilidades como practicante.

Aquí está la descripción de un paciente sobre una sesión en marea larga:

"Mi cuerpo estaba sumergido en una quietud que se iba profundizando, cuando llegué al fondo de este océano de quietud sentí una quietud aún más profunda entrando en el espacio desde muy lejos. Me sentí llena de un sentido de seguridad apertura y receptividad. A la deriva en un estado suspendido en el cual la quietud permea todo, mis pensamientos, mi respiración, mis preocupaciones, cualquier otra actividad cesó completamente por lo que pareció una eternidad. Entonces, desde afuera de la habitación una enorme presencia llenó el espacio cerniéndose sobre mi. Sentí una amorosa mirada sobre mi, nunca me había sentido mirada así tan profundamente o amada así nunca antes. Después briznas de una delicada niebla me fueron acariciando derramando luz sobre todo mi cuerpo. Mi cuerpo comenzó a flotar y a expandirse muy lentamente hasta convertirse en un vasto espacio, parecía como si mi cuerpo hubiera desaparecido en la etérea y delicada luz de la presencia, entonces me expandí como luz hacia el cosmos.

Aunque al mismo tiempo aún sentía esta sensación vaporosa, mi cuerpo, moverse y girar por todas partes.

Dentro del luminoso espacio cósmico que es mi cuerpo veo dos pirámides luminosas que emanan dos tonos celestiales. Una de las pirámides desciende desde mi cabeza mientras la otra surge desde la pelvis. Se entrecruzan sobre mi corazón en la forma de una estrella tridimensional de seis picos. En el centro de mi corazón, en espacio en donde las dos pirámides se traslapan hay un hexágono desde el cual millones de puntos de luz explotan e irradian a través de mi cuerpo cósmico. Como las luciérnagas en el verano estos puntos de luz empiezan a revolotear a través de mi cuerpo. Cada uno de estos millones de chispas va abriendo un pequeño espacio lo cual va liberando algo atrapado que ha estado comprimido adentro de mí. Me siento estática y liberada en una forma que no puedo describir.

Durante este rato esta presencia amorosa, como luz líquida, iba derramando este esplendor sobre todo mi cuerpo. Esta fluía como miel. Realmente no puedo describir esto, me sentí totalmente mirada, cuidada, y sostenida por esta presencia amorosa. Recibí exactamente lo que necesitaba sin siquiera tener que pedirlo. A pesar de que la sesión fue muy profunda, me impresionó lo normal que me sentí después. Solo me sentí yo misma. Excepto que ahora sabía sin ninguna duda que soy amada, y que me amo a mi misma, tal y como soy. Las semanas pasaron y empecé a notar cambios sutiles a diferentes niveles. Una nueva sensación de rectitud en mi postura, una integridad interior dentro de mí, que esos pequeños e irritante rasgos de mi carácter que me habían torturado o manejado mi vida se desvanecían en el fondo. Había cambiado permanentemente para mejor después de una sola sesión."

Es esencial que permanezcas presente para tu paciente mientras está entrando en este estado de conciencia. Juntos pasarán más allá de la inteligencia horizontal que se enfoca en cuestiones personales entrando en la inteligencia universal del Aliento de Vida, una inteligencia vertical. Tu trabajo es permanecer inquebrantablemente presente mientras tu paciente experimenta la radiación, el aliento, el calor y la serenidad de un corazón despierto.

Si por gracia el aliento de la respiración primaria se detiene en la marea alta, y la quietud emerge desde el infinito, este punto es la

Quietud Dinámica. Está vacío de cualquier fenómeno, es entonces cuando has entrado en lo que Ken Wilber llama el Reino Causal.[9] De otra manera sentirás como la marea alta desparece de tu conciencia lo cual dará lugar a una marea fluida estable llegando así al final de la sesión.

Exploremos ahora la Quietud Dinámica que nos abre la puerta al viaje sin mapa hacia el amor.

CAPÍTULO
OCHO
LA QUIETUD DINÁMICA Y LA CONCIENCIA CAUSAL

Sitting quietly, doing nothing. Spring comes, and the grass grows by itself.

— ZENRIN KUSHU

Siéntate quieto, sin hacer nada. La primavera vendrá y el pasto crecerá por sí mismo.

— ZENRIN KUSHU

La conciencia causal es Quietud Dinámica, conciencia pura y nada más. En la ligereza total tu percepción cardíaca se expande infinitamente y se une con la Quietud Dinámica. En la conciencia sutil el sentido de "No el Yo sino el Ser" se ve reemplazado por el sentido total del Ser, la conciencia Yo Soy: una conciencia pura primordial.

En un golpe de genio, el Dr. Sutherland y su esposa Adah han caracterizado sucintamente todo el mapa biodinámico osteopático en sus lápidas con estas palabras:

QUIETUD

ESTAR QUIETO Y SABER QUE YO SOY

Bonder caracterizó esta quietud pura como "la sensación encarnada del testigo no separado".[1] Las formas geométricas y tonos sagrados, un sentido de unión extática, y las deidades que tal vez hayas presenciado en la Marea Larga, todo eso deja lugar a la ausencia de cualquier fenómeno. Sólo existe infinita presencia de la Quietud, silencio y vacío: una radiante oscuridad que está despierta. El contraste puede ser bastante fuerte lo cual explica porqué la Quietud Dinámica ha sido llamada de tantas maneras como Conciencia Pura, el abismo, el vacío, el umbral, la nada, lo no creado, lo no nacido, el Tao, el Absoluto, o lo Eterno.

Los luminosos tonos, que durante la marea larga veías como emanaciones arquetípicas devocionales que gobiernan y crean la forma física se ven ahora desde una perspectiva diferente, desde el otro lado que es anterior a la manifestación, como un misterioso drama que tiene lugar en las orillas de la pantalla de la Quietud Dinámica. Puedes ver como toda forma es una emanación que proviene de esta quietud y regresa a ella. Percibes la vida como el juego entre el vacío y la forma. La forma original es una expresión que surge como amor, desde la Quietud Dinámica.

LA PERCEPCIÓN DE TI MISMO SE DISUELVE EN LA QUIETUD DINÁMICA

En el mapa biodinámico, las mareas y la percepción de ti mismo se disuelven en la Quietud Dinámica.

La Quietud Dinámica es el final del mapa biodinámico porque las mareas desparecen, no hay ningún radio de respiración primaria. Tu percepción está suspendida en la quietud infinita, y no existe nada en tu conciencia. Muy a menudo no notas que estabas sumergido en Quietud Dinámica hasta después, porque el sentido de tiempo, espacio, cuerpo o ser desaparece. Cuando la auto conciencia regresa tal vez te sorprendas al mirar el reloj y descubrir que han pasado treinta minutos. El tiempo desaparece y se convierte en espacio infinito.

Esta quietud dinámica inquebrantable ES tu propia conciencia mirando a través de tus ojos, tocando a través de tus manos, moviéndose en tu cuerpo. Estás dentro de una transmutación espontánea en donde la sanación ocurre como integración. No estás participando en esta sanación como totalidad, tus facultades están quietas y tu sentido del Yo disminuye. Entonces, aun cuando estás conciente de tu contacto con la sanación estás también paradójicamente en un estado de ignorancia divina.[2]

En este nivel no hay ondas o mareas que puedan ser percibidos como rangos en la Quietud Dinámica. Tu percepción de la respiración primaria se detiene dejando sólo la presencia de la quietud que prevalece desde el infinito de la periferia al centro y del centro al infinito. La quietud emerge simulatáneamente desde el límite del horizonte mientras infunde el centro de cada célula. Tu conciencia la toca primero y después se une con ella bañada por completo en esta fuerza para finalmente disolverse y volverse uno con ella.

Como está caracterizado en el texto *Meditations on the Tarot / Meditaciones sobre el Tarot*, la quietud no surge de la supresión o el control, es un estado relajado natural de perfecta calma, acompañada de la total relajación del cuerpo. Al permitirte seguir esto todo tu ser se vuelve una superficie de agua serena que puede reflejar como un espejo perfecto la armonía o desarmonía que se encuentra presente en tu paciente. Estas aguas silenciosas corren profundamente: el silencio interior crece y se intensifica en olas regulares que se mueven una tras otra a través de tu ser. Al principio son sólo momentos, después minutos, después cuartos de hora lo que dura este silencio total. Con el tiempo el silencio se convierte en un elemento fundamental, siempre presente, que continua siempre igual ya sea que estés activo o relajado. Esta "zona de silencio", una vez que se establece, es un recurso al cual siempre puedes recurrir ya sea para descansar o para activarte. El silencio es la señal de un contacto real con el mundo espiritual, un contacto encarnado que genera el influjo de las fuerzas que te asisten.[3]

Aquí tanto tú como tu paciente no están más a cargo, ni siquiera de tu propia respiración. Asi de notable como suena sientes que el aliento divino respira a través de ti, literalmente y existencialmente. Con cada respiración una quietud y serenidad aún más profundas se van apoderando de tu ser. En el silencio más profundo todas las facultades cesan: la inteligencia, la imaginación, la memoria, la voluntad y el mundo se percibe como la danza rítmica del aliento de vida sostenida por los cuatro elementos primordiales.

Estos elementos primordiales emanan desde la Quietud Dinámica, tu sentido de cada elemento, tierra, agua, aire y fuego, tiene una cualidad sensual que también se encuentra imbuida de un tono vital específico. La tonalidad de la tierra, por ejemplo posee un sentido de estabilidad, la cualidad del agua un sentido de movilidad. El aire de expansión y el fuego de impulso. Estos elementales están sostenidos por el éter, el elemento quintaesencial. Como la Aurora Boreal, estos instintos elementales surgen como un arcoíris masivo de colores y ondas de tonalidades que se derraman en el límite del infinito, apareciendo y desapareciendo desde la periferia de la quietud dinámica expresada como la marea larga. Estas luminosidades multicolor emanan el *Logos*: los tonos sagrados de geometrías fractales que son los elementos formativos de la creación en el plano físico, aparecen para despues disolverse y desaparecer en la Quietud Dinámica.

> *En medio de la presencia de la quietud, eres testigo y eres observado por la Creatividad Divina formando la vida.*

Desde la quietud dinámica experimentamos el mundo como la apariencia luminosa en la quietud. Más precisamente, el universo contiene su propio vacío luminoso que forma la manifestación. Como Almass dice: "es como si el vasto vacío, que es simplemente ausencia total, se diferenciara a sí mismo en las formas del universo por su propia radiancia interior. La brillante radiancia no sólo está en la superficie, también permanece en el vasto vacío. La radiancia es conciencia, pero se siente como presencia pura".[4]

LA QUIETUD DINÁMICA ES TU CENTRO DE PERCEPCIÓN

Cuando permaneces en la quietud dinámica, la auto-referencia termina. Te encuentras absorbido por un silencio irrenunciable, quietud o vacío total que está consciente. No hay ser, no hay otro, solo la presencia de la quietud, la base de la vida. Con este nuevo centro de percepción no te mueves hacia o lejos de tus experiencias. Esto es el fruto de la presencia inalterable, en la cual la quietud ha penetrado completamente hasta tu centro, y emana de ti. Esto no significa que tu campo de percepción permanezca inmóvil. Pero debido a que tu centro es quietud tu percepción puede ir y venir de acuerdo a las circunstancias; sin embargo tú permaneces completamente libre de moverte.

Como ya lo mencioné, no hay experiencia aquí, solo el contacto directo con la conciencia del infinito la radiante oscuridad que desafía la descripción. Sólo puedo insistir en esto diciendo que es como si tu percepción se hubiera expandido hasta el infinito espacio negro de la nada, en el cual no tienes un sentido de espacio o localización. Pero no puedes decir que sea nada porque a pesar de que este espacio es ausencia de todas las cosas, al mismo tiempo es todo. Aquí ya no eres más el testigo, mas bien te conviertes en la persona que es atestiguada, como lo caracteriza Hameed Almass[5]:

> "Al permanecer en la oscuridad inescrutable del absoluto, retrocedemos del mundo de la manifestación. El alma siente: 'estoy percibiendo el mundo y sabiendo que no soy de él, no soy parte de él, no estoy en él. Cuando reflexiono, no me encuentro a mí mismo, ni como persona ni como yo. Parece que soy una especie de vacío que no tiene ningún sentimiento particular, ni siquiera del yo. Hay conciencia de los fenómenos, pero no soy parte de lo que percibo, y no soy nada en particular. Soy sujeto puro, que no

es un objeto. Soy la fuente de la conciencia. No soy testigo, pero hago posible el testimonio'. Hay todo, existe la percepción de todo, pero no hay yo ni persona, y no hay referencia al centro. No hay marco de referencia aquí. Hay ligereza, apertura, expansión y alegría."

Al principio, solo tienes una tenue conciencia dentro de la Quietud Dinámica, estás en contacto directo con las misteriosas y efímeras potencias que emanan desde allí. Algunas son delicadas y sublimes, otras son densas, poderosas y pueden sentirse como divinas. Sin embargo, muy a menudo no tienes acceso a ningún conocimiento, tu conciencia es quietud diamantina, mientras tu paciente experimenta comunión con la divinidad. Eventualmente te acostumbras a la quietud hasta que dejas de notarla: te conviertes en quietud. Cuando accedes a este espacio debes estar dispuesto a mantener la quietud y ser vaciado de todo durante largos períodos.

Te vuelves primordial, quietud inquebrantable, suspendido en el espacio y esperas en esta disposición tanto como sea necesario. Y aún así, no esperas por nada, sólo estás esperando.

Entonces, la Quietud Dinámica desciende en las células e implosiona en un infinito interior y como un ladrón en la noche el Aliento puro de Amor puede emerger como un pulso en todo el cuerpo desde más allá del infinito, o quizás reaparezca como marea larga o fluida. Cuando mi paciente despertó desde su contacto con la Quietud Dinámica se sintió completa y perfectamente integrado y reportó:

"La atmosfera en el cuarto se asentó abruptamente y se sintió extrañamente palpable, quieto y silencioso. Todas las actividades de distracción y los ruidos se silenciaron, se produjo un repentino silencio interior, como si se tratara de una puerta anti ruido que se había cerrado en una habitación llena de sonidos. Aun podía escucharlos, pero los aspectos irritantes se habían ido y en su lugar quedó un silencio total. Sentí como si hubiera caído en otro elemento, como agua profunda, excepto que el agua era densa quietud, y aunque era difícil respirar físicamente, sabía que la respiración era innecesaria, percibí una presencia, no era visible pero sí podía sentir que su inmensidad había penetrado más allá del infinito. Esta quietud me entendía profundamente, como si abrazara íntimamente todos los aspectos de cada célula, pude sentir que sabía lo que cada célula necesitaba específicamente para relajarse por completo. De alguna manera, me quedé completamente inmóvil. No me atrevía a moverme, ni a pensar, ni a cuestionar ni a respirar. Mi respiración era casi imperceptible, tan sutil que parecía detenerse mientras el silencio se apoderaba de mí en un espacio cada vez más profundo. Mi cuerpo desapareció y se volvió infinito, vacío, espacio negro y eso es todo lo que recuerdo, aunque me dices que pasaron treinta y cinco minutos yo lo sentí como un instante. No tuve conciencia de nada durante ese tiempo, y luego de repente regresé, mi cuerpo reapareció y todo parecía normal y simple de la manera más extraña. Reflexionando, me doy cuenta de que los efectos paralizantes de mis dolores internos más profundos desaparecieron, sé que puedo presenciarlos desde una distancia. Donde antes mi dolor era demasiado insoportable para enfrentarlo, ahora puedo relajarme profundamente aun cuando el dolor no haya disminuido de intensidad. Pude contactarme con una paz, amor, compasión, perdón y libertad tanto interior como exterior que va más allá del entendimiento. Supe que está bien ser quien soy, tal y como soy, que soy amado incondicionalmente. A partir de esa sesión, siento que esta quietud está siempre en el fondo: el espíritu del mundo ha entrado en mí y se ha convertido en mi propio espíritu. Somos uno con el espíritu y ahora lo sé. Irónicamente, también sé que la quietud no se había ido a ningún lado, yo me había ido y ahora sé que no lo volveré a hacer nunca más."

Esta es una descripción de cómo podrías sentirte una vez que has entrado en contacto con la Quietud Dinámica, aún cuando las descripciones varían de persona a persona. La conciencia causal no es algo que las palabras puedan transmitir, si persiste en ti la duda de si esto te ha sucedido alguna vez es muy probable que no, ya que aún el más breve encuentro es inequívoco.

El contacto con la Quietud Dinámica crea una profunda reverencia por la vida que nunca te volverá a dejar, aún si sólo te sucede una vez. En el siguiente capítulo veremos como este misterio no termina aquí.

CAPÍTULO
NUEVE
EL ALIENTO PURO DE AMOR Y LA CONCIENCIA NO DUAL

These blessed mind streams have become perfect in moral action, which is to say that even their slightest movements and intentions care for, guide, and spiritually elevate countless beings.

— PRAJNAPARAMITA SUTRA.

Estos benditos ríos de la mente se han convertido en la perfecta acción moral, lo cual quiere decir que aún los más sutiles movimientos e intenciones importan, son guiados y elevan espiritualmente a un sinnúmero de seres.

— PRAJNAPARAMITA SUTRA.

Dentro del reino de la Quietud Dinámica, cuando la respiración primaria se detiene, todo está quieto y el vacío permanece, nada se manifiesta. Entonces tu corazón se expande y contactas directamente con la extraordinariamente sublime Presencia de la quietud que emerge de más allá del infinito simultáneamente habitando las células en implosión en la experiencia del infinito interior. Moviéndose como una nube cósmica que ondea en el cielo infinito, esta presencia de la quietud fluye en la células muy lentamente, casi con dolor, tomando lo que parece una eternidad para impregnar completamente tu ser dentro de cada una de tus células. Esto es tan refinado que casi no puede ser caracterizado, porque no hay nada a lo que puedas referirte (aunque paradójicamente se siente increíblemente denso en tu cuerpo, como lava o mercurio luminoso). No tiene un radio de marea que pueda ser medido, en su lugar sientes un pulso global acompasado con el latido del corazón. Sin embargo, los movimientos de este pulso sagrado no se pueden localizar, son no lineales, multidimensionales, poli rítmicos, polimorfos y existen en todos los niveles y profundidades, en todos los espacios y tiempos.

Paradójicamente, el Aliento Puro de Amor está envuelto en la Quietud Dinámica, por lo que el Pulso Sagrado y la Quietud Dinámica están unidos en un matrimonio sagrado y coexisten simultáneamente.

Sentirás entonces que estás corporalmente en contacto directo con la paradoja, el misterio de la vida y la muerte (como los dos lados de la moneda). Sentirás un delicado y ondulante pulso a nivel celular que es "algo" a la vez que nada, ni siquiera la noción de potencia. Aún más allá podrás sentir que cada molécula en el cuerpo de tu paciente y en tu propio cuerpo es abrazado amorosamente, como si la totalidad absoluta del infinito hubiera sido infundida en ambos.

UN MATRIMONIO SAGRADO

Esta presencia sanadora surge al mismo tiempo desde la profundidad infinitesimal de la materia (las moléculas dentro de tus células) y desde más allá del infinito. Es como si lo infinito y lo infinitesimal se unieran. Te sientes en sincronía absoluta con el todo, sin un proceso o secuencia y lo sabes solo porque se vuelve autoevidente. La presencia efímera del Aliento Puro de Amor exuda un amor que incluso susurra delicadamente la sublime completitud y amor en cada molécula de cada célula y las despierta a la conciencia. Lentamente a través de todas las dimensiones del cuerpo-mente-alma-espíritu, el amor absoluto se vierte en todos sus preciados hijos. Este es una amor que viene desde si mismo, es la madre llamando a sus hijos de vuelta a casa para terminar de una vez por todas con la separación. Todo parece nuevo otra vez. Te has convertido irrevocablemente en uno con la fuente: El amor del femenino divino.

Aún tu propia conciencia se vuelve de algún modo irrelevante, percibes la realidad como externa a ti mismo y a la vez estás consciente de que eres un misterio insondable que va más allá de la experiencia o la percepción: el sujeto último que no puede ser sujeto de percepción y por lo tanto es desconocido e insondable. En esta Divina Ignorancia, como Almass establece: "el Absoluto no es consciente de sí mismo, pero su percepción y todo lo demás procede de él, mientras que lo que caracteriza a la conciencia es que es consciente de sí misma".[1] El Aliento Puro de Amor permea ambos, surge de las profundidades de la materia derramando el amor más absoluto en cada molécula. Esto es lo que el fundador de la Osteopatía, el Dr. Andrew Taylor Stills llama la irrigación de los "campos marchitos" en los tejidos de un orden menor hacia un orden superior de coherencia, proceso que involucra todo tu ser.

LAS FUERZAS DE LA RESURRECCIÓN Y LA ENCARNACIÓN

Mi sensación personal es que el Aliento de Amor Puro (no contaminado) está imbuido de las fuerzas de la resurrección que transubstancian a los interlocutores mortales de vuelta a la vida a través de la entrega total de una sincronía absoluta, una coherencia abierta y sin interrupciones con el Todo.[2] Esta es la unión última del vacío y la luz, que regresa en una forma renovada. Dicho de otra manera es el vacío danzando como luminosidad no contenida. Esta es la sabiduría de la vida que es totalmente consciente de las necesidades precisas de cada molécula en cada célula viva y que logra satisfacer esas necesidades a un nivel inimaginable.

El Aliento de Amor no diferenciado es la expresión completa de la integración en la cual tu realización de la totalidad ha dado fruto completamente: corporal, psíquica y espiritualmente. Cada parte se encuentra ampliamente sincronizada con cada uno de los otros aspectos y con el todo dentro del todo, infinitamente e infinitesimalmente, *ad infinitum*. Estas son las fuerzas de la resurrección que son naturales a nosotros y de las cuales hemos estado tan alienados. Aquí el escritor anónimo de <u>Meditaciones sobre el Tarot</u>, uno de mis libros favoritos de todos los tiempos, caracteriza elocuentemente las fuerzas de la resurrección[3]:

> "El cuerpo de la resurrección será absolutamente móvil y creará para cada acción el órgano que corresponda. Será al mismo tiempo la luz radiante... y en otro momento una corriente de calor o un aliento de frescura vivificante, una forma humana luminosa, una forma humana encarnada. Ya que la resurrección es voluntad mágica contrayéndose y expandiéndose. Será por lo tanto, la síntesis de la vida y la muerte, por ejemplo: capaz de actuar aquí abajo como una persona viva y al mismo tiempo disfrutando de la libertad de los vínculos terrestres como una persona difunta."

Visto desde la perspectiva del esoterismo cristiano, la resurrección se refiere al evento que experimentó Cristo después de la crucifixión. Se dice que Cristo regresó a la vida en su cuerpo resucitado y entonces por cuarenta días predicó sus enseñanzas más esotéricas. Después, en la Ascensión, regresó a los cielos con su cuerpo resucitado. En Colmar, Francia, pude ver un retablo de Grunewald Isenheim, que retrata artísticamente a Cristo en su cuerpo resucitado yuxtapuesto al lado de una interpretación de la horrible forma crucificada, fue una experiencia impresionante.[4] María, la madre de Cristo, fue un paso más allá en su muerte. Se asume que se elevó en su cuerpo físico resucitado al cielo, el gran poeta Rainer Maria Rilke narró este evento en un poema extremadamente hermoso La vida de la Virgen Maria.[5] Los siguientes pasajes escritos por Romano Guardini exploran esta cualidad de la resurrección:

> "Resurrección por lo tanto significa que el alma espiritual, leal a su naturaleza, se vuelve nuevamente el alma del cuerpo... se encuentra totalmente liberada y empoderada para informar al cuerpo .... (como) espiritualidad corporeizada... paso a paso (el cuerpo) supera la inercia, el peso, la esclavitud, el silencio y gana la luminosidad, el espacio, la altura, la libertad. Su ámbito de actuación se amplía y sus operaciones en sí aumentan en importancia. Tanto el poder de actuar como el alcance de la acción se amplifican ... porque el cuerpo humano no es una forma detenida y terminada, siempre se está transformando en su proceso de convertirse en Ser. La Asunción es también conocida como Encarnación."[6]

FRONTERAS

Una de las características más desconcertantes del Aliento puro de Amor es la ausencia de fronteras o límites, lo cual he implicado anteriormente que es tan importante en la exploración de los distintos niveles de desarrollo, desde el pulso craneal hasta la marea larga. Los límites no parecen aplicarse de la misma forma, particularmente después de tener un contacto directo y la irrevocable reunión con la Quietud Dinámica ilimitada. No quiero decir que las fronteras sean irrelevantes pero quiero remarcar que el indiferenciado Aliento puro de Amor hace las reglas, lo cual tal vez no se parezca a lo que piensas aun cuando tus pensamientos estén basados en tu experiencia previa.

Por ejemplo, en el pulso craneal un paciente puede mostrar movimientos corporales mayores que son patrones neurológicos protectores, no terapéuticos a menos que tu logres navegarlos con habilidad en una disposición neutral. (ver la sección Desenvolvimiento en el apéndice 2). En neutral el movimiento inerte puede traerse bajo la influencia de la respiración primaria lo cual reorientara estos movimientos hacia la línea media. Los movimientos se vuelven subsecuentemente más lentos hasta aquietarse y volverse micro movimientos sincronizados. Eventualmente estos mínimos movimientos se disuelven en quietud. Es muy poco común observar movimientos gruesos en la marea larga o bien en Quietud Dinámica, yo lo infiero como un signo de la actividad eferente del practicante o la resistencia del cliente a la infusión de potencia. Si bien este no es el caso durante una infusión del Aliento puro de Amor. Allí todo desaparece.

Una vez que tu paciente ha disfrutado de un prolongado contacto con la implosión celular en la Quietud Dinámica después de la cual hay una infusión del Aliento puro de Amor no diferenciado, he visto ambos micro y macro movimientos corporales que al principio pueden parecer sospechosos excepto por una gran diferencia: los movimientos no se repiten, no son movimientos fuera de control. En su lugar los movimientos son sublimes, lentos, precisos, como si estuvieran en alineación tonal con el *fulcrum* de la línea media. Creo entonces que somos testigos de la infusión directa del Aliento de Amor mientras vierte su sublime luminosidad en tu paciente a todos los niveles simultáneamente, incluyendo el tejido del nivel del notocordio a través de los segmentos embriológicos hasta un nivel molecular.

Si lo miramos de esta manera: para poder beber agua de una fuente tengo que hacer movimientos y ajustes físicos específicos para que mi boca se alinee para recibir el agua. Debo doblarme por la cintura, moverme un poco de modo que mis caderas y piernas se ajusten, bajar mi cabeza y voltearla y ajustar mis labios para finalmente beber libremente el agua de la fuente. Esto es similar a los movimientos que siente un paciente durante la infusión del Aliento puro de Amor, es como si los puntos focales o *fulcra* se alinearan en forma precisa a sí mismos para poder beber sin impedimento de esta impresionante fuerza.

EL NODO SINO AURICULAR Y EL ALIENTO DE AMOR

Siento que esta infusión del Aliento puro de Amor se relaciona con la línea media de todas las líneas medias: el nodo sinoatrial o sinoauricular. Ambos se sienten muy similares: el Aliento puro de Amor está en todas partes, siempre presente, tal y como se siente el sumergirse por completo en el nodo sinatrial. Ya había tenido la intuición de que esta es mi localización física donde el Aliento puro de amor emana desde mi cuerpo. Me doy cuenta de que lo que está dentro de mi corazón y lo que emerge hacia afuera son uno a la vez, son contiguos. Estoy caracterizando aquí torpemente una experiencia directa: es como si te convirtieras en puro sujeto: Ser, estás unido con la fuente de tu conciencia, así que no sólo eres testigo sino que eres quien hace posible el ser testigo. Puedes percibirlo todo pero no eres exactamente tu quien está percibiendo. La percepción primordial surge a través de ti y con tu propia forma a la vez cuando el Aliento puro de amor emerge, hasta que llega la profunda revelación: Yo Soy Amor.

Tal vez ahora comprendas el propósito de descansar en el Nodo Sinoatrial, en tu corazón radiante, como la inquebrantable presencia de la quietud. Se vuelve muy claro durante tu encuentro con el Aliento puro de Amor que son lo mismo y nunca podrán separarse de nuevo. Cuando lo infinito y lo finito se vuelven uno es lo que Ken Wilber llama la conciencia no dual.[7] No hay mucho que pueda decirse sobre esto más allá que puedes percibir en tu cuerpo ambas la quietud infinita y la forma finita como un continuo que emerge de la misma fuente. La forma surge de la quietud y la quietud se vuelve forma. Aquí te das cuenta (y esto es literal) de que el universo entero se manifiesta dentro de tu corazón en su forma finita, y que el cosmos infinito que está allá afuera está dentro de tu corazón y viceversa.

¿Cambia esto de alguna forma tu práctica? No en realidad. Sigues siendo tú mismo, tal como eres y es entonces cuando la completitud sucede. Muchos practicantes de trabajo craneal que han sido alumnos en mi programa de tutorías han logrado acceder a este dominio de la no dualidad. En el primer capítulo menciono que los Budistas Tibetanos tienen un método para absorber el sufrimiento de otros llamado *Tonglen*,[8] de una manera muy simplificada lo que haces es respirar el sufrimiento de la otra persona en el centro de tu corazón y con la exhalación este es removido. Esta idea es similar a la del cordero de Dios que quita los pecados del mundo y restaura la inocencia, pureza y amor en el Cristianismo. Estas prácticas apuntan a la fuerzas de la resurrección que poseemos inherentemente y que han sido descritas en numerosas religiones en todo el mundo.[9]

Esto es lo que reportó una paciente sobre su contacto con el Puro Aliento de Amor:

> "Apenas puedo recordar al principio de la sesión el notar un efecto específico: la percepción del más profundo y elevado sujeto, como el cuerpo mismo. El cuerpo estaba totalmente habitado por lo que pudiéramos llamar el sujeto absoluto. Una sensación de internalización completa permeando el cuerpo físico que tal vez se fue desplazando durante la experiencia. Durante la sesión me fui a un estado de no-ser y no tengo un recuerdo de esto. Cerca del final de la sesión experimenté un despertar muy sutil y tuve la impresión del Yo como Cristo caminando desde la tumba. La sensación era que había visitado a mi padre y regresado y que estuve en algún tipo de presencia celestial. No hay ninguna imagen corporal en lo absoluto, ninguna sensación del cuerpo, sólo una sutil y genuina apertura a la conciencia, vulnerable en el sentido de ser muy sensible pero no en el sentido de que pudiera ser herida fácilmente. Hubo una sensación de que en este lugar, un lugar específico aquí (mi cuerpo) había rastros de la presencia real de un cuerpo celestial, la presencia del Padre. Todo esto es tan sutil que casi no puedo articularlo en palabras, la experiencia es menos sólida de lo que suena en palabras. No era la idea del Padre, sólo la presencia, no la imagen de Cristo pero el reconocimiento de que ésta es la conciencia resucitada, la más exquisita y gentil de las conciencias. La ausencia absoluta de una imagen corporal en

esta experiencia no es pareja ya que hubo una distinción del ser como conciencia personal (opuesta por decirlo así a la conciencia) con un sentido imperativo de ir al mundo. Esperaría que esta persona o entidad sutil fuera invisible, casi como los ángeles en la película Las Alas del Deseo, me hace pensar en lo que los apóstoles habrán presenciado."

Otros pacientes han caracterizado este contacto consigo mismos como un estado anterior al estado humano, como estar con el Padre o percibirse a sí mismos como Cristo. Ciertamente estas palabras no se acercan a describir la experiencia: son sólo formas para tratar de describir lo inefable.

LA CONFIANZA IMPLÍCITA EN EL ALIENTO PURO DE AMOR

En el dominio de la no dualidad la expresión primordial que surge de la Quietud Dinámica es amor. Si has logrado desarrollar una conciencia causal y entrado en la no dualidad, se vuelve aparente que toda forma manifestada es una expresión luminosa que surge de la quietud y esta expresión se siente como amor. Por lo tanto, en el nivel causal (el reino de la Quietud Dinámica) mi propio sistema alma-cuerpo-mente no es más, deja de tener importancia, desde la disposición del espacio de la conciencia primordial de cualquier otra expresión manifestada. Me doy cuenta que mi sensación de Ser separado o especial, con un grado de existencia individual es una realidad relativa. Desde la perspectiva de la Quietud Dinámica mi sensación de separación es válida como única y especial porque no existe ninguna otra expresión exactamente igual a mí, pero en forma última soy sólo una expresión de la Quietud Dinámica. Todas las expresiones son a la vez individuales y una misma. En la quietud somos todos y para siempre UNO: sin forma, no nacido, sin nombre, no creado y sin límite, pensamiento o emoción. Todo es simultáneamente único, especial y a la vez totalmente ordinario.

Todo es una expresión de la quietud y como yo soy esta conciencia primordial puedo permitir libremente todas las expresiones dentro de mí, sea gozo, belleza, verdad, odio, dolor, sufrimiento, ira, terror, bondad o maldad. Puedo permitir todo en el centro de mi corazón.

Como ya he experimentado tantas veces con los demás niveles del trabajo craneal, confío implícitamente que el proceso de transmutación ocurrirá espontáneamente. En este estado de no dualidad, si no hay un SER separado que se fija en los efectos negativos que el sufrimiento me causa a mí al entrar en el centro de mi corazón, entonces puedo a la vez estar presente y ser parte de la transmutación. Soy como la flauta de caña a través de la cual el Aliento de Amor toca la música de la creación abiertamente y sin esfuerzo. Aquí mi presencia corporal es *Tonglen*, aún sin la conciencia de su efecto benéfico esto irradia a la totalidad de la vida como los rayos del sol en el universo. Es entonces que en esta forma de inhalar y exhalar que la vida es renovada. Tu cuerpo es un *Tonglen* vivo sin final.

ESTAR QUIETO Y SABER QUE YO SOY

En breves cien años, el trabajo craneal del Dr. Sutherland ha evolucionado exponencialmente. La biomecánica comenzó de manera conceptual, como una forma lineal, racional, médica, con un enfoque de estructura y función para aliviar síntomas, y ha emergido ahora como un enfoque no lineal, sensorial, de sentido corporal, racional y transpersonal hacia la salud y la evolución de la conciencia.

Durante los últimos siete años de su vida, después de mudarse a Pacific Grove, California, el Dr. Sutherland se percató cada vez más del potencial del trabajo craneal más allá de lo racional, sin que pudiera articularlo ampliamente antes de morir. El comenzó el trabajo craneal con la intención de aliviar síntomas de afuera hacia adentro a través de la habilidosa aplicación de técnicas, pero el Aliento de Vida mismo fue guiando al Dr. Sutherland a la sanación de adentro hacia afuera siguiendo la inteligencia de la marea.

En el siguiente capítulo que trata sobre la entonación propongo ejercicios que puedes aplicar en tus sesiones. El portal hacia todos los niveles de profundidad es la capacidad de abrir tu corazón como órgano de percepción, es el centro de quietud en tu cuerpo que te pone en contacto directo con las expresiones y tonos del Aliento de Vida. Caracterizo como hacer esto, comenzando con el pulso craneal, pero recuerda que aún cuando estas prácticas pueden ayudar a entonarte con tu paciente y con la respiración primaria, en última instancia deberás encontrar tu propio camino hacia esto mientras te dejas guiar directamente por el Aliento puro de Amor. Esta exploración se hace de manera extensa y profunda en el libro Toque de Quietud.

ESTAR QUIETO Y SABER QUE SOY AMOR.

CAPÍTULO
DIEZ
LA CONCORDANCIA TONAL

LA CONCORDANCIA TONAL EN EL PULSO CRANEAL

Una nota importante a recordar: estoy ofreciendo este nivel del pulso craneal para aquellos que practican trabajo biomecánico o funcional como una transición hacia la biodinámica.

En la onda craneal percibes el movimiento de los huesos, las membranas y los tejidos. El balance en la tensión de las membranas es el estado neutral. A continuación detallo una práctica para ayudarte a sincronizar con la quietud sin lo cual estarías irremediablemente desconectado de la realidad biodinámica.

UN EJERCICIO DIARIO IMPORTANTE

Nota: para una práctica más profunda puedes ver los Capítulos 4 y 5 de Práctica de Quietud en el libro *Stillness Touch* / Toque de Quietud.

Esta es una versión resumida (de mi libro de prácticas post-biodinámicas) de una práctica que te ayudará a desarrollar la capacidad de permanecer en la quietud. El corazón es esa intersección donde lo nombrado y lo no nombrado se encuentran, por eso experimentamos ambas partes: lo finito y lo infinito. Este es el sitio de la conciencia encarnada de la no separación, la percepción no dual.

Para aprender como descansar en el corazón, intenta esta práctica: Siéntate confortablemente, en una postura derecha pero relajada, cierra los ojos, y respira lentamente con todo tu cuerpo, como si este fuera tus pulmones. Una vez que te hayas acostumbrado a esa respiración con todo el cuerpo, enfoca tu atención en el abdomen bajo. Descansa aquí por unos momentos hasta que sientas tu abdomen relajado y suave. Si necesitas ayuda para suavizar tu abdomen trata de relajar tu percepción y date cuenta que esta área está de por sí llena de quietud radiante; respira en esta quietud. Mientras te relajas, el espacio de quietud en tu abdomen bajo se irá expandiendo y suavizando naturalmente desde un punto central, permite que este punto irradie su energía en todas direcciones.

Si tienes dificultad para alcanzar esta relajación, comienza respirando con tu atención en tu abdomen en cada dirección: respira con todo tu cuerpo pero también deja que tu se expanda de arriba hacia abajo, de atrás hacia adelante, de izquierda a derecha, y de adentro hacia afuera. Mientras sigues tu respiración ve pasando por cada dirección, una a la vez, con tu atención mientras la sensación de espacio y quietud crece.

Una vez que sientas una dulce, suave y radiante sensación en tu abdomen, deja que tu atención surja desde ese lugar e irradie hacia la parte de atrás de tus ojos, relajando la actividad eferente que dirige tu atención hacia afuera y deja que tu atención se retire hacia el tercer ventrículo descansando allí.

Suaviza tu atención: permite que la cualidad enfocada como un rayo de la atención se vuelva difusa, y siente la quietud que existe allí, relájate y sumérgete en la quietud, deja que inunde todo tu cuerpo.

QUIETUD

Libera tu necesidad de control sobre la atención, deja ir, y permite a la quietud que irradie naturalmente desde tu cabeza y se expanda hacia la periferia tan lejos como sea confortable para ti. Quédate un momento aquí hasta que te hayas aclimatado a este campo perceptual expandido. Cuando sientas que tu pensamientos se han asentado permite que tu campo perceptual descienda hacia tu campo cardíaco, percibe la quietud en tu corazón y quédate allí por un rato.

Cuando te sientas listo (tu corazón lleno de quietud) deja que tu percepción irradie hacia la periferia de manera natural, incluso más allá, hasta donde se sienta adecuado para ti. Puede ser que tu naturaleza regrese naturalmente hacia el centro y puedas entonces sentir que tu línea media es el centro de esta periferia infinita: una disposición sin posición.

Una vez que te acostumbres a esta sensación de un espacio indefinido, lo cual puede sentirse como si estuvieras a la deriva flotando en el espacio, puedes traer tu atención desde tu línea media hacia tu vientre, reposa aquí, en tu centro de quietud.

Aquí, en el centro de tu quietud, relájate y deja ir por completo el control, suelta totalmente. Una vez que te hayas asentado por completo aquí, la raíz de esta quietud comenzará a surgir, puede ser que sientas una poderosa columna de quietud ascendiendo por tu espina dorsal. Permite que se vaya elevando a lo largo de la línea media y vaya permeando todo a su paso, que llegue a tu corazón y lo llene, que siga hasta tu cabeza y vaya llenando cada espacio con su esencia. Tus facultades han cesado su actividad y puedes sentirte inmerso en la quietud primordial. Puede que seas consciente de estar infundido de quietud, puede que sientes un suave movimiento en los pulmones, la espina dorsal, y en todo el cuerpo. Con cada respiración puedes rendirte y entregarle tu sentido de control a esta quietud. Deja ir la noción de ser separado, controlador, relájate en la quietud permitiendo que todas las estrategias e historias de la mente se expresen tal y como son.

Una que vez que hayas logrado rendirte por completo a la quietud, baja hacia tu cóccix y relájate allí. Comenzarás a descender y sentir como si se hubiera abierto el piso, permite esta sensación. Esta sensación tal vez se sienta como si estuvieras cayendo rápidamente, como si una poderosa fuerza gravitacional te estuviera jalando hacia abajo, como un tractor. Tal vez sea difícil continuar relajado en este momento. Una serie de estrategias e historias pueden surgir hacia tu conciencia para convencerte que algo puede pasarte, que es el final. Y debido a tus condicionamientos puede ser que lo creas y te sientas atemorizado. Permite que estas historias salgan a la luz, escúchalas y acepta la conclusión. Por ejemplo si tu historia es: "vas a morirte si permites que esto continúe", acéptalo y sigue rindiéndote hacia la quietud. Observa si eres capaz de permitir que cada historia pase flotando, como si fueras poniendo uno a uno leños en el fuego, alimenta estas historias en esta quietud infinita. Si quieres seguir el camino del cuestionamiento, puedes preguntarte: ¿Que soy? ¿Quien soy?

No respondas a esta pregunta con un pensamiento o un sentimiento. Siéntate quieto con la pregunta sin responderla, y descansa en silencio. Si aún así necesitas responder a esta cuestión, puedes responder: No lo sé.

> *Encuentra confort en el hecho de que no conoces la respuesta, continua con esta caída libre en la inseguridad de la realidad para que puedas ver si realmente eres capaz de confiar en lo desconocido.*

Permanece en el corazón de corazones: el nodo sinoatrial. Continúa con este ejercicio de meditación hasta que sientas que ha llegado a su fin.

PREPARÁNDOTE PARA UNA SESIÓN

Respirando con todo el cuerpo desde la parte posterior del corazón. La respiración tridimensional que describí antes te ayudará a estar presente en tu cuerpo.[1] Es una buena práctica respirar de esta manera todo el tiempo, pero especialmente durante una sesión. Relaja tu atención hacia adentro, en el centro de quietud en tu mente, suaviza el enfoque de tu atención y permite gentilmente que esta vaya descendiendo de la cabeza al corazón. Mientras tanto, mientras inhalas, imagina que tienes una válvula en tu nodo sinatrial que llena todo tu cuerpo con la respiración. De esta manera puedes respirar hacia todo tu cuerpo desde atrás de tu corazón, sintiendo como si todo tu cuerpo fuera un par de pulmones.

Presencia en la línea media. Esta presencia te servirá para permanecer anclado en la quietud. Esta práctica la realizas mientras tu paciente está acostado en la camilla al principio de la sesión, y periódicamente durante la sesión cuando necesites regresar a tu centro.

Trae tu conciencia adentro, en la zona del tercer ojo, al entrecejo. Ve bañando el interior de tu mente y cada área que vaya describiendo con tu percepción, como si estuvieras en un lavacoches, infundiendo presencia en tu línea media.

Tu percepción se va llenando por toda la cabeza de adelante hacia atrás, siguiendo hacia el sacro a través de la línea primordial. Continua permitiendo a tu percepción que descienda hacia el núcleo de la tierra, tu ancla principal.

Relájate aquí por un momento, y disfruta simplemente de estar conectado con el centro de la tierra. Trayendo tu percepción nuevamente hacia el tercer ojo, y permite que se llene tu cabeza con la suave quietud. Permite a los tejidos de tu cabeza absorber la quietud. Entonces, permite que esta quietud vuelva a volcarse por tu garganta y hacia tu corazón. Mientras tu corazón se va llenando de quietud, permite que llene todo el espacio del tronco de tu cuerpo. Permite a la quietud irradiar desde este lugar, llenando primero tus brazos, piernas y garganta, y llegar hasta los puertas de tus sentidos en la cabeza: ojos, oídos, nariz y boca. Permite a la quietud radiar y volcarse a través de estos portales de los sentidos para infundir y permear el campo energético que rodea a tu cuerpo.

> *Tu cuerpo y el campo energético que lo rodea se encuentran ahora impregnados de tu percepción consciente de la quietud.*

De forma sutil con un gesto, permite que tu conciencia emane libremente desde tu corazón a través de tu pelvis y hacia la tierra. Mientras tu cabeza envía quietud hacia el cosmos. Todo este tiempo la quietud en el corazón irradia en todas las direcciones hacia el infinito. Haz esto hasta que hayas alcanzado un campo sensual de quietud global, con el corazón como tu centro de percepción (opuesto a tu cabeza). Permanece en este espacio durante toda la sesión.

Desde adentro de la quietud de tu sensibilidad, el espacio perceptual del corazón, percibe un acto de contacto con tu paciente. Haz esto tanto internamente (con los ojos cerrados), o suavemente con una mirada no invasiva, no dirijas tu atención eferentemente hacia el campo energético y el cuerpo de tu paciente. Nota cuál área de su cuerpo es traída a tu atención intuitivamente: éste será el lugar de contacto con tu paciente en el cual comenzar la sesión.

ACERCARSE AL PACIENTE Y OFRECER UN CONTACTO EN CONSONANCIA TONAL

Has logrado sentir intuitivamente en que parte del cuerpo de tu paciente comenzar la sesión. Mantén tu disposición neutral y acércate al paciente de tal manera que el estatus de su sistema permanezca tal y como es. De esta manera estás ofreciendo un contacto en una forma que iguala lo que ya está ahí.

> *La idea es no añadir ninguna de nuestras propias ondulaciones al ya de por si ondulante estanque que es el campo vital auto-organizado de tu paciente.*

Cuando tocas a tu paciente, aligera las fuerzas en tus manos de modo que no apliques ninguna fuerza en sus tejidos, aun en esta postura estarás en profundo contacto, como si tuvieras cientos de manos. Deja que tus manos se suavicen y se relajen, se modularán sutilmente por sí mismas para imitar la resonancia con los tejidos de tu paciente de manera pasiva para entonarse con el movimiento en su cuerpo.

CONCORDANCIA TONAL DE LAS MANOS

Después de haber aligerado la presión en tus manos y suavizado el contacto, hay una micro modulación del balance entre la levedad, gravedad para imitar el tono en los tejidos de tu paciente. Esto se logra mientras respiras desde atrás del corazón usando la respiración total del cuerpo, de modo que el *prana* permee tus manos. No hagas esto de manera eferente ni hacia tus manos ni hacia el paciente.

> *La sabiduría inherente dentro de ti y de tu paciente establece la entonación*

Continúa sin expectativas, dibujando tu respiración total con el cuerpo respirando desde el corazón hasta que sientas que los tejidos surgen en tus manos y flotan. Sentirás como si tus manos y los tejidos en el cuerpo de tu paciente fueran imanes que se han conectado. Tus manos se encuentran sumergidas en la flotabilidad de los tejidos de tu paciente y de esta forma van a imitar los movimientos precisos que surjan. Esto se llama entonación con las manos.

No muevas las manos por tí mismo y no pongas conceptos en los patrones de movimiento que percibas ni trates de seguirlos. Sólo siéntate y espera: en un cierto punto, la geometría del movimiento se revelará a si misma, no puedes alcanzar a comprender la movilidad fractal, debes dejar que llegue momento a momento.

Debes estar flotando en la quietud de tu corazón, con una percepción abierta y receptiva, mientras permaneces en una disposición relajada de no saber y permites que tus manos, entonadas imiten la flotante movilidad en los tejidos de tu paciente.[2] Después de un tiempo podrás sentir que los tejidos suspenden su movimiento inerte (o repetitivo), esa es la señal de que el paciente está comenzando a entrar en el estado neutral.

SINTONIZANDO EL ESPACIO CARDÍACO

Para refinar la entonación de tus manos, necesitas sintonizar con el espacio de tu corazón. Continúa soltando tus ideas sobre permitir los patrones craneales y notar los movimientos que hay allí. En su lugar deja que el movimiento venga a ti, no te acerques a tu paciente buscando algo. Y desde allí deja que tu corazón se expanda naturalmente hasta que logres sentir que el movimiento libre y boyante de los tejidos que se expresa en forma multidimensional y holográfica. Dentro de la profundidad de esta onda craneal podrás sentir micro movimientos. Este movimiento fractal, combinado con lo boyante de los tejidos es lo que llamo estar en la entonación. Tus manos y tu corazón están sincronizados con la inteligencia del sistema de tu paciente en el pulso craneal, esto es a lo que llamo disposición neutral.

Si no logras percibir el movimiento fractal: multidimensional, holográfico, con múltiples capas, no lineal, microscópico, entonces sintoniza gentilmente tu espacio cardíaco de percepción hasta que lo logres. Sincronizar, como analogía, es ajustar el lente de una cámara para enfocar un objeto, pero en este caso estás ajustando tu campo cardíaco con las señales electromagnéticas emanadas por tu paciente. Vas a tener que practicar con esto hasta lograrlo.

> *La percepción desde el corazón es como una flor que tiene un amplio espectro de pétalos. Cada pétalo puede resonar espontáneamente, plegarse y desplegarse de una manera que permanece en total resonancia tonal con la señal particular que emana de la inteligencia dentro tu paciente.*

Tu percepción cardíaca puede atender de manera coherente a las movilidades y capas infinitas de tu paciente: los tejidos, huesos, membranas, y fluidos, a través de la entonación. Esta es una conversación del tono desde tu campo cardíaco y el proceso vivo de un encuentro que tu cerebro no puede comprender.

EL MOVIMIENTO PRESENTE: SENTIRLO TAL Y COMO ES

Mientras tu campo cardíaco en medio del campo de entonación de tus manos en sincronía sienta el movimiento presente, abstente de hacer cuestionamientos basados en lo que se va desplegando en el campo perceptual de tu corazón, no busques en tu paciente los movimientos o respuestas a estas preguntas. Si la geometría del movimiento surge espontáneamente y parece restaurar la forma sana del patrón eso es muy bueno.

El movimiento puede mostrar una geometría (una forma) que revela un patrón de movimiento que está tratando de expresarse; esto apunta directamente al plan de tratamiento inherente. En la onda craneal este movimiento no es más complejo que lo que es en sí. No te imagines esta geometría basándote en lo que piensas que sabes sobre la movilidad permitida de los huesos o las membranas. Es crucial sentir lo que es desde un lugar de no saber.

Más importante aún: renunciar a la necesidad de tener las respuestas a tus preguntas. Las preguntas pueden ser parte del proceso de sintonización que no requiere respuestas.

EL FULCRUM: SENTIR LA QUIETUD DENTRO DEL MOVIMIENTO

El *fulcrum* es el punto de balance: el punto de quietud dentro del movimiento de los tejidos alrededor del cual el patrón de movimiento geométrico ocurre. Esto puedes sentirlo en cuanto conectas tu percepción con el *fulcrum* en tu corazón, el nodo sinoatrial. Esta conexión es la cruz, el núcleo mismo de la presencia sin esfuerzo, desde aquí, espera y sé testigo, recibe mientras tus manos imitan el movimiento que está presente.

El *fulcrum* que organiza el movimiento en tu paciente vendrá hacia ti, no necesitas ir a buscarlo. De manera simple: al conectarte con el *fulcrum* en tu nodo sinoatrial de manera inherente te estás conectando con este *fulcrum* en tu paciente que es el centro de los patrones geométricos que están allí.

Si de forma espontánea sientes los patrones geométricos durante el apogeo del ciclo de inhalación (el pico de flexión) y sientes hacia donde se dirige el movimiento, todo lo que tienes que hacer es reflejarlo, la inercia se resolverá. Trata de estar consciente de ti mismo por si comienzas sutilmente a dirigir el movimiento o detenerlo: observa si eres de capaz de "ser" en lugar de "hacer".

LAS TÉCNICAS CRANEALES COMO NOTAS Y TONOS

> Nota: No enseño como usar la intención (ni siquiera en el pulso craneal) sin embargo, reconozco que muchos practicantes de trabajo craneal vienen de un contexto de trabajo biomecánico muy enfatizado, como fue mi caso, estos estudiantes aprecian aprender la transición entre usar técnicas biomecánicas directas e indirectas hacia la práctica del trabajo funcional. Esta sección aborda esta necesidad.

> *La intención se aplica únicamente en el pulso craneal a los movimientos permitidos, y estrictamente como un ejercicio temporal de aprendizaje, hasta que se vuelva familiar el lenguaje tonal a través del cual la inteligencia en el sistema del paciente se expresa.*

Una vez que logras sentir lo que la inteligencia te está diciendo, por favor, descontinua la intención por las razones que ya expuse claramente. La intención es un retoque sutil de tu contacto que apoya y facilita la precisa expresión geométrica que ya está en progreso. Sólo usas la intención si las movilidades que sientes en la onda craneal se parecen las movilidades permitidas: flexión, extensión, torsión, flexión lateral, distensión vertical y lateral, latero-flexión y compresión. En otras palabras: aplicas la intención solamente si sientes los movimientos lineares permitidos. Pero los movimientos que sientes también pueden presentarse en patrones fractales, aquí no debes aplicar la intención.[3] No apliques intención al movimiento presente, que se refiere a cualquier posible o imposible patrón fractal de movimiento. Estos patrones fractales no se encuentran en los libros porque no es posible describirlos.

Hablando en forma práctica, dada tu preparación con la alineación, la disposición, la entonación de las manos y la sincronización cardíaca, tal vez no sientas las movilidades permitidas (por favor no las busques). Si llegas a sentirlas entonces sugiero que las trabajes de la siguiente forma: primero, siente la forma y la dirección del movimiento mientras mantienes tu percepción dentro de tu nodo sinoatrial. Si decides sugerir una intención, recuerda que es un retoque sub molecular de la función del contacto craneal. Cada técnica craneal tiene su función y propósito, si estás entonado con el sistema, entonces te sentirás inclinado intuitivamente hacia un contacto preciso. Esto es debido a que la inercia geométrica que está intentando expresarse y regresar al movimiento sano, te impulsa a crear un *fulcrum* de quietud que apoye esta expresión hacia la movilidad sana.

La inteligencia del sistema del paciente está llamando un *fulcrum* que ayude a que la forma, silueta o patrón se exprese a sí mismo. Cuando la tonalidad que habla a través del sistema del paciente y tu contacto coinciden o se acercan, eso es todo lo que se requiere para resolver la inercia. Inmediatamente, después del contacto entonado, la movilidad se expresará en forma precisa con la función de tu contacto.

Si eres un principiante, tendrás que saber si tu contacto está entonado, para que puedas aprender a sentir la respuesta del sistema a la intención de tu técnica. Si tienes experiencia y ya puedes sentir el tono de la onda craneal para determinar si tus acciones son o no aceptables, entonces puedes prescindir de la siguiente sección, e ir directamente hacia neutral, pero sé honesto contigo mismo aquí, no pretendas, *el gato estará fuera de la bolsa* más tarde de cualquier manera y entonces estarás perdido en alguno de los estados más profundos. Recientemente un estudiante lo confesó:

sin la práctica en la onda craneal, las elegantes perspectivas disponibles en neutral, con un ojo transparente, se cierran a tu percepción y pierden su significado.

LA RESPUESTA TONAL DEL PACIENTE A TU CONTACTO

Antes de intentar con cualquier técnica, por favor toma en cuenta que necesitas sentir la cualidad del pulso craneal y su tono, para saber si tu contacto es aceptable para el paciente, si lo es (ve la sección de "si" más adelante), entonces puedes proceder con la intención de tu técnica, mientras permaneces en el momento presente entonado con la cualidad de la sensación somática, esto te revelará la cualidad del pulso craneal.

Es a través de esta cualidad del tono que puedes discernir si tu contacto es o no aceptable para el sistema de tu paciente.

Sí, no, tal vez. Este es el campo de entrenamiento en donde puedes aprender a ajustar el tono de tu contacto de manera precisa con el pulso craneal. Cualquier modulación de las manos (levedad o gravedad) o del corazón (ajuste de tu campo perceptual) así como el grado de actividad eferente que emplees están guiados por tu sensación somática. En esencia tu modulación se mueve hacia el sentido en donde hay un SI o asentimiento lo cual en última instancia te guiará hacia el estado de "no hacer".

Si. El sí más claro que puedes percibir es cuando al poner las manos en cierto contacto este espacio ya se encuentra expresando las cualidades del movimiento funcional de la técnica en el momento preciso del contacto. El movimiento funcional de la técnica aparece de manera espontánea tan pronto como un contacto se hace sin intención, sin hacer nada. Por ejemplo: si tu técnica es la descompresión esfenoidal, entonces en el momento en que haces contacto el esfenoide ya estará en este proceso de descompresión. Es como cuando el tren ya está en movimiento y tu estás sincronizado con su movimiento: puedes subirte y aprovechar el viaje.

El siguiente nivel de asentimiento, o de SI es cuando el contacto se siente como un SI. Sientes que el pulso craneal tiene una cualidad tonal mas abierta, suave, relajada, expansiva y el movimiento interno fluye sin esfuerzo. Este nivel sensorial de aceptación te da la señal de continuar con ese contacto, si hay movimientos permitido que estés sintiendo puedes intentar una suave descompresión, visualizando el esfenoide levantándose de la articulación esfeno-basilar.

No. Si en un contacto determinado sientes una rápida fluctuación lateral que se siente caótica, irritada o rígida, puede querer decir o bien "espera un poco y mas lento" o bien simplemente NO.

Hay muchas razones por las cuales esto puede ocurrir: tu contacto puede ser muy vigoroso, o estás aplicando demasiada presión, o no has modulado el grado de actividad eferente que estás intentando aplicar. En cualquiera de los casos, tu paciente se siente invadido y este shock lo ha enviado ya sea a un espacio de herida emocional o bien ha disparado una respuesta ante el estrés. Si reduces el nivel de actividad eferente esto disminuirá también la intensidad de tu intención y la sensación de invasión que siente tu paciente desaparecerá. Haz esto y siente si el pulso craneal cambia y se convierte en un SI.

Para retirar la intensidad de tu intención completamente hasta el grado total de no intención, trae tu atención nuevamente hacia el estado neutral en tu corazón, descansa aquí por un momento. Siéntate quieto, sin hacer nada, presente. Tal vez puedas también modular la dinámica de levedad, gravedad en tus manos: respira desde la parte de atrás del corazón con todo tu cuerpo, mientras el *prana* ajusta esto. Deja que suceda espontáneamente, sin tratar de respirar artificialmente a través de tus manos o hacia tu paciente.

Permanece quieto en silencio, mientras respiras con todo el cuerpo y mantienes una sensación somática invariable dentro del cambio en la cualidad tonal del pulso craneal. Una vez que el tono levedad, gravedad se haya sincronizado con el movimiento, tal vez sientas un Si. Si no es el caso, puede que sea necesario que aumentes la entonación de tus manos con tu espacio cardíaco, ya sea enrollando los pétalos de tu corazón para disminuir el espacio del corazón o desenrollándolos para aumentar el espacio, tendrás que experimentar con esto para conseguirlo. Recuerda, el espacio perceptual correcto en tu corazón trae una sensación de micro movilidad holográfica, mientras que un contacto entonado se siente abierto, espacioso y boyante.

Un "no" mas empático puede ocurrir inmediatamente al primer contacto con tu paciente o cuando intentas alguna técnica. Aquí sientes el movimiento del pulso craneal como cerrado, por un momento se detiene y permanece quieto. No te encuentras en un punto de quietud, esto es un estado de cierre. Tu paciente está en respondiendo congelándose y esto significa un No definitivo hacia tu técnica.[4] Esto es especialmente cierto cuando no hay una cualidad dinámica en esta quietud. Un punto de quietud es dinámico, percibes vida en el abismo, mientras que un contacto cerrado se siente vacío y muerto. La intención eferente ha producido patrones de interferencia destructiva que han detenido el movimiento craneosacral.[5]

Si ocurre esta respuesta de rechazo, no entres en pánico y sobre todo no remuevas inmediatamente las manos del contacto.

Cuando sientes un "no", esto indica que no estás entonado con tu paciente y que has perdido el ancla de tu línea media. Entonces lo primero, encuentra tu línea media y ánclate, vuelve a tu centro. Usa las prácticas de limpieza de la línea media que se explican anteriormente para recuperar un sentido claro de tí mismo y de lo que tu paciente necesita. Relájate y entonces retira gentilmente tu actividad eferente retrayendo tu atención hacia el corazón (incluso en la parte de atrás del corazón). Entonces ajusta la dinámica de gravedad-levedad de tus manos como lo describí anteriormente pero no salgas aún del contacto. ¿Sientes que es un llamado a cambiar el contacto o bien a ajustar tu contacto a una forma diferente?

Esta es una de las mejores oportunidades de auto-entrenamiento experiencial. Esto no es sólo para alimentar a tu crítico interno de manera que tu superego pueda darte una paliza por tus fracasos. Somos después de todo, practicantes hasta nuestro último aliento.

Si puedes aprender a sentir como re-sincronizarte con el ritmo del pulso craneal después de un momento de cierre, o un "no", hasta que este se vuelva un "si", entonces vas por el buen camino hacia desarrollar la sensibilidad y los medios necesarios para sentir y responder a la guía tonal de la inteligencia del pulso craneal.

Las habilidades que hay que desarrollar en el pulso craneal, incluso durante un momento de rechazo, te darán la habilidad de cooperar con el tono de la respiración primaria en la marea fluida, y con el tono de la potencia en la marea larga. Si después de la limpieza de la línea media el flujo eferente de tu percepción se relaja en la disposición neutral, puedes exitosamente modular la dinámica de tu corazón-manos, de modo que sientas el "si" y puedas continuar. Si el "no" persiste por favor salta esta sección y ve a donde explico cómo remover tus manos del contacto y procede desde ahí.

¿Tal vez? Ésta es la tercera posibilidad "no sé bien", "tal vez", no es claro. Esto se presenta con la sensación de que no hay cambios en la movilidad de los tejidos en tu paciente al realizar el contacto. Tal vez significa: "espera", entonces quédate ahí pacientemente por unos minutos y observa si la respuesta cambia naturalmente. Si después de un rato de espera aún sientes que no hay sincronía en respuesta a tu contacto (esto es que es pareciera que ni siquiera has hecho el contacto) y no hay ningún cambio en la cualidad de la movilidad de los tejidos la respuesta es oficialmente "tal vez". Pasa entonces a la sección de como remover tu contacto. Realiza las limpiezas de la línea media y percibe el siguiente contacto que tal vez se entone mejor con el sistema de tu paciente.

En este punto, regresamos en donde nos quedamos con el "si". Entonces sea que continúes o no con la respuesta afirmativa, dependiendo del grado de sincronía del paciente con tu contacto.

Si te sientes guiado a continuar y quieres hacerlo, deja que todas las capas (tejidos, huesos, suturas, membranas y fluidos) se sincronicen contigo, dado que estás siendo guiado por la inteligencia del sistema de tu paciente. Imita la geometría exacta que ha sido expresada en cada capa, conforme van apareciendo. Intenta no adelantarte a pensar cual es la forma o la geometría que este movimiento debiera tener, no pienses que la secuencia entre capas tiene que estar en cierto orden específico. Cada capa tiene un tono y una cualidad somática específica y es buena idea familiarizarse con cada una, ya que el tono es el lenguaje instintivo que habla silenciosamente desde el sistema del paciente directo hacia tu corazón. Siente este tono en el espacio de tu cuerpo, deja que éste te guíe.

ESPERANDO SÓLO POR ESPERAR. NEUTRAL

La disposición neutral aparece desde la exquisita inteligencia dentro del sistema del paciente. Es su espacio de máxima apertura del corazón. Cuando el estado neutral surge por primera vez, como tensión balanceada de las membranas, espera y no hagas nada, cuando los tejidos empiecen a sentirse boyantes sigue esperando y observa que pasa.

No anticipes ninguna respuesta, porque las posibilidades son infinitas. Una vez más, esperar en este "no saber" es crucial aquí. Tal vez seas testigo de la resolución del pulso craneal mientras cambia desde la discordancia hacia la sincronía. Esto involucra la tensión balanceada de las membranas, que se vuelven boyantes, tal vez conduzca al punto de quietud que de hecho es una profundización en el estado neutral, el intercambio balanceado entre la potencia, los tejidos y los fluidos. Después del punto de quietud, si el pulso craneal continua, procede a remover el contacto como se describe a continuación y empieza otro contacto.

Si entras en la marea fluida es porque la tensión balanceada de las membranas se ha vuelto boyante, un estado neutral mas profundo y coherente ha aflorado. En este neutral los tejidos se transmutan en fluidos, los *fulcra* se infunden de potencia fluyendo espontáneamente a través de la línea media. Después de un tiempo, si la quietud se extiende desde una parte del cuerpo hacia el resto, la respiración primaria se percibe como una respiración de cuerpo completa de entre dos a tres respiraciones por minuto, esto significa que estás en la marea fluida. Si es el caso, procede con el diagrama de la marea fluida.

SALIENDO DE UN CONTACTO EN CONCORDANCIA TONAL

Siente la cualidad tonal del espacio dentro de tu cuerpo y deja que este tono continúe guiándote, retira el contacto de una forma que resuene coherentemente con el tono de tu sensación somática, de modo que no disturbe al paciente, sincronizando con el tono en su cuerpo, en otras palabras, mientras perceptualmente permaneces en disposición neutral en tu campo cardíaco, empareja el sentido del tono en tu cuerpo mientras retiras tus manos. El tono dicta el flujo de este movimiento (qué tan rápido, en qué dirección, la calidad de la misma, etc.) por lo que se siente armonioso.

> *Date cuenta cómo se siente el espacio dentro de ti. Tu cuerpo es el maestro que a través del lenguaje de la tonalidad te guía hacia la dinámica apropiada de la conexión manos-corazón de tu siguiente contacto.*

TOCANDO A TU PACIENTE EN SINCRONIA TONAL

Si el paciente y tu están en un tono sincronizado, y si no has sacudido la tonalidad en la que te encuentras imbuido (lo que muchos practicantes hacen con la finalidad de aclarar la energía "negativa" del campo energético del paciente) entonces te encuentras justo donde la inteligencia del sistema de tu paciente quiere que estés, y no hay nada que cambiar. Cuando la estructura con la que estás en contacto expresa resolución, y la cualidad tonal de su movimiento se transmuta de asincrónico a sincrónico, necesitas solamente cambiar el punto de contacto, no cambiar ninguna otra de las cualidades tonales (manos, corazón, etc).

Mientras aparece el siguiente contacto en tu percepción, continua suavemente en resonancia con la tonalidad que sientes dentro de tu cuerpo. Aun cuando seas consciente de las dinámicas del acercamiento y el contacto, no añadas tus propias olas en el campo energético de tu paciente, dado que todos los factores se encuentran ya entonados. Si no es así, haz solo las mas sutiles modulaciones en cuanto al balance levedad-gravedad de tus manos y la percepción de tu espacio cardíaco para regresar a esta entonación completa.

Cuando estás inmerso en esta sincronía tonal la sesión parece sin fisuras una totalidad. Varias técnicas son como los diferentes pasos precisos de una danza coherente por medio de la cual diferentes partes del sistema del paciente se unen con el todo. Ya no te encuentras trabajando con una selección de técnicas sino que la sesión se vuelve una unidad. Esto es una sesión en pulso craneal entonada.

Por favor recuerda, es apropiado aplicar intenciones por un momento mientras estás en transición desde la intervención hacia el no hacer. En las etapas de aprendizaje, estas desarrollando en la experiencia las habilidades de sentir la cualidad del tono para que puedas permanecer en sincronía con la dinámica del pulso craneal. Una vez que ganas confianza en tus habilidades de la sensación somática total, cesas el intento en el pulso craneal y dejas que la inteligencia haga todo el trabajo.

La cualidad tonal te dirá que hacer, que no hacer, y si aprendes a escuchar en esta etapa estarás exitosamente preparándote para los mas profundos niveles de cooperación que se requieren para permanecer entonado dentro de la marea fluida de la respiración primaria.

Cuando te aclimatas a estar en este enlace tonal continuo con el pulso craneal sin el uso de métodos eferentes, es natural que continúes hacia la marea fluida. ¿Qué puede facilitar esta transición?

Esperas a que aparezca en tu paciente el estado neutral, lo cual podrás sentir por la calidad boyante de los tejidos, hasta que la quietud surja en una parte y después se disemine en un punto de quietud en todo el cuerpo. Es desde adentro de la quietud que el movimiento saludable de la respiración primaria aparece, como una movilidad de 2 a 3 respiraciones por minuto, en la cual sientes como todo el cuerpo está respirando. Sientes excursiones transversales del largo del cuerpo mismo, y si estás sintiendo los huesos sientes la respiración dentro de ellos, como un movimiento interóseo.

La movilidad en la marea fluida no tiene fisuras, y solo puedes a oscuras diferenciar entre las capas de los tejidos que se muestran tan hermosamente en el pulso craneal. Hablando en forma práctica, tu clara percepción de los huesos del cráneo, sus capas asociadas, reside en el fondo y se reemplaza por una respiración fluida de todo el cuerpo.

El ego de tu paciente, en este punto, ha rendido el control de su cuerpo a la respiración primaria y ha dejado que el plan inherente de tratamiento proceda sin resistencia. El paciente ha transmutado la percepción distorsionada del ego de su cuerpo como separado. Ha logrado ir más allá de la identificación con su cuerpo físico y ha entrado en el reino psíquico de la conciencia, el primer estadio biodinámico. **Es aquí en donde dejas de "sentir" los movimientos de los tejidos con tus manos.**

ENTONACIÓN EN LA MAREA FLUIDA

En su lugar sientes la respiración primaria respirando a través de ti y del cuerpo fluido de tu paciente. La tensión balanceada de los fluidos está en neutral; la movilidad en el pulso craneal en los tejidos locales se retrae al fondo y puedes sentir ahora un movimiento de respiración fluida a lo largo de todo el cuerpo.

Tu práctica diaria, preparación al principio de la sesión y acercamiento al hacer contacto con tu paciente son las mismas en marea fluida.

ENTONACIÓN DE LAS MANOS

Aun cuando este aspecto de la sincronía de las manos es similar en la marea fluida a la experiencia del pulso craneal, en este estadio tus manos se encuentran infundidas con suficiente *prana* para que se vuelvan suficientemente fluidas y porosas para reflejar de manera precisa los variadas movilidades fractales del movimiento presente dentro de lo fluido. Además, tus manos deben permitir que la excursión transversal a lo largo de todo el cuerpo de la respiración primaria sin comprimir, ponerse en el camino o guiar este flujo.

ENTONÁNDOTE CON EL ESPACIO CARDÍACO

Una vez más, este es el mismo proceso que en el pulso craneal, agregando un componente: mientras sientes con el corazón, debes dejar que se expanda intuitivamente de manera que incluya el cuerpo de tu paciente y su campo vital auto organizado. Esto permite que haya suficiente espacio para que la respiración primaria exprese libremente su movimiento, su marea, tu percepción no ahoga el campo respiratorio de inclusión que se extiende más allá del cuerpo de tu paciente.

EL MOVIMIENTO PRESENTE: SINTIENDO EL MOVIMIENTO TAL CUAL ES

La geometría fluida del movimiento presente es mucho más fácil de percibir en la marea fluida. Esto es debido a que la motilidad respira cuatro veces más lentamente que en el pulso craneal, y la amplitud de la respiración primaria abarca todo el cuerpo. Sientes cada inspiración como una entidad que brota de la línea media acompañada de una radiación de potencia en la periferia como excursiones transversales en todo el cuerpo. se siente más fácilmente la delicada respiración de la respiración primaria como este campo transversal. Tu conciencia es tanto global como local, es decir, sientes tanto la respiración primaria de todo el cuerpo como el movimiento local presente en la conducción de fluidos a la vez. Sin embargo, la mayor parte de su atención está en la respiración primaria.

EL PUNTO DE APOYO: SENTIR LA QUIETUD EN MOVIMIENTO

El enfoque aquí también es el mismo que en la onda craneal. Una vez más, es más fácil mantener la quietud en la marea fluida porque el fulcro dentro de los fluidos es más accesible, el espacio perceptivo ha aumentado y el tiempo ha disminuido. Permanece en tu nodo SA y te conectarás al fulcro del paciente, tu atención es inherentemente atraída a él en el movimiento presente en el cambio de la conducción del fluido. No salgas fuera de ti mismo hacia el espacio de tu paciente, buscando los *fulcra*, si haces esto vas de hecho a localizar estos *fulcra* pero serán tu propia creación, lo que el Dr. Jealous acuñó como "falso *fulcra*".

Debido a su transparencia, el campo de la respiración primaria te devolverá exactamente lo que estás buscando, y responderá de forma precisa a tu *input*, se muy cuidadoso de no caer en actividad eferente o esperar por los movimientos permitidos. Suelta todas estas nociones y siente la marea.

TU CONTACTO COMO NOTAS TONALES

No apliques ninguna técnica, intenciones, sugerencias, habilidades de conversación o aumentos. Espera en presencia, con paciencia y permanece en tu Nodo sino auricular. No reacciones a ningún evento tratando de arreglarlo, aun si tu espacio psíquico es tocado fuertemente por la reacción o evento en el paciente o dispara una respuesta en tus propios tejidos. Descansa en neutral, descansa en el no saber y "confía en la marea", mientras tus manos imitan la precisa geometría que se expresa a si misma en la marea fluida como el movimiento presente. En este tiempo mantén tu percepción consciente enfocada en la sensación de bienestar que viaja a través de la línea media, y en el movimiento transverso de la respiración primaria, sin comprimir o interferir en esta excusión a lo largo de todo el cuerpo.

Sé consciente de que la respiración primaria necesita el espacio y la libertad para expandirse y contraerse, no vuelvas tu contacto más fuerte y tampoco trates de enfocar tu percepción alrededor de esta preciosa inteligencia que respira.

Las intenciones que usas temporalmente en el pulso craneal para ayudar en la transición desde la intervención hacia el estado de no hacer son ahora transmutadas en contactos entonados que no requieren de atención eferente. Tus contactos están imbuidos por el tono de tu presencia. Son *fulcra* (puntos de contacto), portales de quietud y resuenan con el tono neutral de la potencia que ya se encuentra infundiendo coherencia en los *fulcra* inertes dentro de la geometría. Además esta potencia coherente esta configurada alquímicamente para igualar el movimiento inerte para su resolución precisa. Tu trabajo aquí es esperar mientras niveles incluso más profundos de neutralidad se manifiesten como puntos secuenciales de balance de la tensión fluida y mientras algunos *fulcra* fluyen espontáneamente reorientándose espacialmente hacia la línea media, resultando en el restablecimiento gradual de la línea media en tu paciente.

El Plan Inherente de Tratamiento es la geometría precisa que se expresa en el movimiento presente dentro de la corriente fluida; cambia de manera secuencial de un lugar a otro guiada por los movimientos saludables de la respiración primaria. Es así que no te encuentras exclusivamente siguiendo patrones de inercia en la marea fluida ya que parte importante de tu percepción incluye también los movimientos de la respiración primaria.

> NOTA: cuando una porción suficiente de la línea media ha reestablecido su balance, una disposición neutral aún más profunda

puede surgir en el cuerpo fluido. Mientras la quietud emerge desde afuera, sentirás como va transmutando el cuerpo fluido que se encuentra preparado en el balance de la tensión fluida, hacia la potencia. Cuando la quietud se profundiza, sentirás un incremento masivo en la levedad expandiendo hasta la vastedad el espacio en el cuerpo del paciente hasta que cesa todo movimiento. Al mismo tiempo, una quietud extraordinariamente profunda entra desde afuera, preludio de la marea larga.

Entonces ¿qué hacer en la marea fluida? Dejar que tu percepción cardíaca permanezca libre y sin punto fijo, y permitirte ser movido por la respiración primaria. Cuando la respiración primaria infunde el cuerpo fluido y concentra la potencia, los fluidos se moverán de un lugar al otro en el cuerpo del paciente con el movimiento fluido de esta corriente. Tu atención se ve atraída intuitivamente, a la vez que guiada por la corriente fluida al moverse en varios lugares en el cuerpo del paciente a través de *fulcra* particulares, mientras tus manos reflejan la geometría precisa expresada en el movimiento presente. Dentro de la marea fluida, tu contacto imitará de forma dinámica el tono de neutral que va resolviendo diferentes áreas de inercia en el movimiento presente.

Permite que tu percepción se mueva de cualquier manera y hacia cualquier parte del cuerpo de tu paciente, como vaya siendo dictado por la potencia en la corriente fluida. Tu percepción abierta y tus manos entonadas resonarán coherentemente en presencia tonal dinámica con la respiración primaria, lo cual apoyará a las fuerzas coherentes de la potencia a ir resolviendo áreas de inercia en el movimiento presente localizado.

El poder de la coherencia es mayor en el pico de la fase de inhalación (la excursión transversal) de la respiración primaria. Podrás sentir esto como una sensación de incremento del espacio dentro de tu cuerpo con una intensidad tonal, cuando la respiración primaria emana tonalmente desde la línea media del paciente, e irradia periféricamente a través del sistema cuerpo-mente.

Tal vez puedas sentir la línea media de tu paciente, pero no la busques si no es aparente. Permite que sea tal cual es, que aparezca o no. Reposando en la disposición neutral, tu percepción cardíaca se sincronizará inherentemente con el tono.

> *Permaneces inquebrantablemente presente con la atención en tu Nodo SA, que inherentemente está conectado al fulcro de tu paciente. Tu conciencia cambiará dinámicamente con el tono inspirador mientras tus manos reflejan la forma y la dirección del movimiento presente, es entonces cuando ocurre la resolución.*

Después de unos cuantos ciclos de movimiento integrador, tal vez percibas un movimiento continuo, después del cual la siguiente área de inercia puede aparecer en tu conciencia; la potencia se moverá automáticamente hacia la siguiente área inerte a través de la marea fluida. Puedes llegar a sentir de manera muy precisa en donde está apuntando la potencia, y hacia donde se dirigirá a continuación al sentir la geometría en el pico de la fase de inhalación. Durante este pico de la excursión transversal puedes sentir la tonalidad neutral en tu percepción interna incrementada, cuando el movimiento inerte se ha resuelto la intensidad disminuye. Entonces la potencia se tornará automáticamente hacia otro *fulcrum* en el cuerpo de tu paciente, lo cual tal vez percibas como el incremento en la intensidad tonal. Permanecer en el espacio del nodo sino auricular te habilita a conectar con ambos momentos: el cambio en la marea fluida y el siguiente *fulcrum* que está requiriendo una infusión de potencia. Reposar en este espacio te garantiza la capacidad de permanecer en una conciencia precisa de la tonalidad y el peso de la inhalación, así como cambiar dinámicamente tu percepción y tus manos hacia otra área en el cuerpo de tu paciente cuando el cambio en la marea fluida aparece.

> *La capacidad de resonar coherentemente con el tono es la clave que abre el misterio del trabajo craneal biodinámico. Eso no significa que accedas a comprender del todo pero tienes la oportunidad de rendirte*

a la inteligencia y ser guiado por la gracia del Aliento de Vida. Es un privilegio que se te permita cooperar con esta impresionante e inspiradora fuerza.

Una vez más, si sólo estás siguiendo la marea fluida, y no tienes conciencia de la respiración primaria, no estarás siguiendo la potencia del Aliento de Vida, sino meramente el cambio de patrones inertes. Mientras la potencia en la marea fluida va cambiando de un lugar a otro, atendiendo áreas localizadas, está orientada a resolver patrones de inercia específicos. Pero recuerda que la marea es global, un fluido dentro de otro fluido que parte desde la línea media e irradia su campo fractal a través de todo el sistema cuerpo-mente, en todas partes al mismo tiempo. Respira a través del sistema cuerpo-mente como una unidad, como si las barreras no existieran, y para la respiración primaria no hay barreras. Esta distinción es importante porque debes sostener la respiración primaria, la marea fluida y el movimiento presente en tu conciencia de manera simultánea.

LA RESPUESTA TONAL DEL PACIENTE AL CONTACTO

Sí. La indicación más obvia de un sí es que los tejidos se suavizan de inmediato, expandiéndose; puedes sentir claramente como los patrones inertes se han suavizado y pueden activar un flujo sin impedimentos que está en sincronía con la respiración primaria tal como las algas que responden libremente a la marea de las olas. Esto eventualmente balancea la línea media y una vez se completa puede ser que sientas una corriente ascendente y descendente en la línea media.

Aun cuando este libre flujo de patrones fractales desafía la descripción. Durante la inhalación sentirás un ensanchamiento multidimensional transversal del cuerpo, acompañado por una fluctuación que surge desde el cóccix y viaja a través de la espina dorsal en los ventrículos de la *lámina terminalis* /pituitaria, mientras que todo en el cuerpo fluido fluye sincrónicamente sin esfuerzo. Entonces en el momento entre la inhalación y la exhalación sentirás la potencia expandiéndose coherentemente como un patrón lemniscado que surge desde la comisura anterior hacia el *corpus callosum* y el cuerpo pineal desde donde el sistema nervioso central enciende los ventrículos (hay pacientes que incluso han reportado haber visto una luz interior).

Durante la exhalación la potencia se orienta hacia la pineal y la polaridad revierte y cambia direcciones y la corriente desciende a lo largo de la línea media hacia el nodo sino auricular desde el corazón hasta la *cisterna chyle* hacia el ombligo y el *cóccix*. Tienes la oportunidad de observar este lemniscado entre la pituitaria/pineal un eje a través del cual la potencia se orienta hacia la pituitaria/*lamina terminalis* durante la inhalación y hacia la pineal en la exhalación. Esta es la cualidad tonal de la respiración primaria expresada sin impedimentos en la marea fluida. No es hasta que llega un balance y una libre expresión de ambas líneas medias: fluida y visceral, que ambas corrientes se unen perceptualmente como una sola. Lo ascendente (la inhalación) y descendente (exhalación), corrientes de la respiración primaria, invocan la presencia del Aliento de Vida que puede ahora comenzar a sanar al paciente. Esto, en mi opinión es el propósito de la marea larga: es una presencia externa que expresa el aliento universal, respiración del fluido dentro de otros fluidos que es la marea. Entonces cuando este fluido deja de pulsar, te guía hacia una quietud que emerge desde el horizonte (afuera) y a partir del cual percibes una presencia universal que respira a 50 segundos inhalando y 50 segundos exhalando en la marea larga.

No. Si no puedes sentir el tono de la marea fluida, tal vez estés creando reacciones al tratamiento en tu paciente. Tal como sucede en el pulso craneal, si aplicas cualquier fuerza eferente resulta inaceptable al precioso y delicado campo de la respiración primaria, la inteligencia te dirá que "no" con la presencia inmediata de fluctuaciones laterales rápidas en los fluidos. (esto no es un lemniscado, ni los movimientos fractales tridimensionales descritos arriba).

Si persistes en tu actividad eferente, es decir si no haces caso de la guía que te dice "no" entonces la respiración primaria va a desaparecer y el ritmo craneal reaparecerá. Si continúas con la actividad eferente tal vez causes en tu paciente la experiencia de consecuencias más serias como un cierre o disociación. Si tu actividad eferente causa que la polaridad se revierta de la corriente vital, va a perturbar la fluctuación longitudinal de la corriente, lo cual puede desmembrar caóticamente el cuerpo fluido de tu paciente. Esto puede causar también una disminución de la potencia en los centros de ignición. Todos estos escenarios no solo producen reacciones al tratamiento, también decrecen las capacidades de coherencia en todo el cuerpo del paciente, y puede comprometer la inmunidad y pérdida de la integridad perceptual. Este tipo de reacciones pueden llegar a impedir la evolución de la conciencia en tu paciente.

DIFERENCIACIÓN

Si la línea media de tu paciente falla en lograr suficiente balance para establecer un canal abierto para permitir la libre expresión de la respiración primaria, no estará entonces disponible como un *fulcrum* para la marea larga. Espera hasta que el sistema cuerpomente de tu paciente se relaje profundamente y se vuelva más receptivo y abierto, y a que el ego se vuelva menos resistente al movimiento de la respiración primaria. Deja que el estado neutral se asiente y se profundice. Esto le aporta tiempo a la potencia para organizarse en una incluso más profunda quietud, de modo que sus fuerzas coherentes generen *momentum* para surgir desde adentro, desengancharse y liberar las áreas inertes que no estén abiertas o disponibles a abrirse al cambio. Puede ser que tome toda la sesión en un solo punto de contacto para que esto pueda surgir en tu paciente.

Si la disposición neutral falla en profundizar desde la tensión fluida balanceada hacia la potencia de la tensión balanceada puede deberse a una falta de vitalidad general del sistemas del paciente, una enfermedad crónica, o esté tomando algún tipo de droga ilegal, o bien es un indicador de que está seriamente traumatizado o en un estado de disociación.

Recuerda que los contactos surgen desde la inteligencia de la marea de manera espontánea resolviendo la inercia. No debes aplicar técnicas o intenciones en este nivel del trabajo.

REMOVIENDO TUS MANOS DEL CONTACTO EN REFLEJO TONAL

Primero, desengánchate en forma que refleje la tonalidad que está presente al remover tus manos del contacto físicamente.

TOCANDO A TU PACIENTE DE FORMA ENTONADA

Permanece en sincronía con el mismo tono que estaba presente cuando removiste tus manos del contacto y comenzaste otro contacto sin cambiarlo.

LA ENTONACIÓN EN MAREA LARGA

En la marea larga, puedes percibir los fluidos en el cuerpo de tu paciente transmutando en una potencia delicada como el aire. Esto se puede lograr en la quietud, mientras sientes el cuerpo fluido del paciente expandirse durante la tensión equilibrada de la potencia como neutral. Aquí la marea fluida y el movimiento del cuerpo fluido se retiran hacia el fondo, al mismo tiempo que una potencia vasta y vaporosa emerge y entonces la respiración primaria de la marea larga emerge.

Tu práctica diaria, tu preparación al inicio de la sesión y la forma en que te acercas a tu paciente en el contacto son las mismas en marea larga que en marea fluida.

ENTONACIÓN DE LAS MANOS

Tal como en la marea fluida, debes dejar que el *prana* infunda tus manos en forma inherente con suficiente potencia para que la marea larga pueda pasar a través de ellas sin obstaculizar la respiración global que está presente en esta etapa.

ENTONÁNDOTE EN EL ESPACIO CARDÍACO

Permite que la percepción del corazón se expanda desde la línea media del paciente hacia toda la habitación tan lejos como el horizonte. Este evento es espontáneo, no puede ser forzado o artificioso, deja que tu atención sea llevada como si fuera respirada en la marea larga. Tu conciencia no está fija y se mueve libre y espontáneamente vía las vastas excursiones de la respiración primaria. Te sientes sin posición o referencia en el espacio, como si estuvieras flotando libremente. Aquí estás en disposición neutral.

EL MOVIMIENTO PRESENTE: SINTIENDO EL MOVIMIENTO TAL Y COMO ES

El cuerpo fluido de tu paciente ha transmutado en un cuerpo de potencia, y se encuentra en contacto directo y a la vez en unidad con una inteligencia externa. Para ti, su sistema cuerpo-mente es indistinto de este vaporoso campo fractal de la marea larga, en el cual percibes las vastas excursiones (50 segundos de expansión y 50 segundos de contracción). Sientes las capas de los niveles de desarrollo multidimensional de micro y macro motilidad en el "cuerpo" de tu paciente, en el cual potencias misteriosas reestablecen la coherencia en el desconcertante nivel del Yo arquetípico o *logos*.

EL *FULCRUM*: PERCIBIENDO LA QUIETUD EN EL MOVIMIENTO

Al permanecer en tu nodo SA. Eres un punto de apoyo de la quietud, y estás dispuesto a ser usado por el Aliento de la Vida. El último punto de apoyo es la quietud dinámica, sin embargo, tu nodo SA es tu acceso personal a él.

TU CONTACTO: EL TONO ÚNICO QUE REFLEJA LO QUE ES

Estás en total rendición en esta etapa, tu voluntad ha consentido a la voluntad y la intención del Aliento de la Vida. Esto significa que aunque tus manos se muevan a diferentes lugares del cuerpo de tu cliente, no eres tú quien las mueve, están siendo literalmente movidas por otra voluntad. El reto en la marea larga es permitir que tus manos y tu atención sean movidas y usadas de esta manera por el aliento de vida. Dejar ir tus nociones preconcebidas sobre lo que debería suceder.

LA RESPUESTA TONAL DEL PACIENTE AL CONTACTO

Tu paciente y tu han descendido en un vaporoso océano de potencia y te sientes visto y contenido por una radiante y amorosa presencia que entra desde el exterior y pasa a través de ambos, como si ambos sistemas mente-cuerpo estuvieran enteramente compuestos de espacio. Esta presencia infunde una potencia que libera múltiples fenómenos de inercia simultáneamente a través de mente-cuerpo-alma del paciente. Esto va más allá de lo racional, la mente no puede siquiera empezar a comprender o contener lo que aquí ocurre así que sólo queda seguir la corriente. Tu corazón infundido de amor es la única facultad perceptual que es capaz de contemplar este esplendor.

DIFERENCIACIÓN

Estar quieto y saber.

REMOVIENDO TUS MANOS EN FORMA ENTONADA

Este proceso es el mismo que en marea fluida.

TOCANDO AL PACIENTE EN UN TONO REFLEJADO

Esta práctica es la misma que en pulso craneal o marea fluida. En la marea larga no hay nada que hacer, ningún lugar a dónde ir, estás en el océano de la potencia pura, y te sientes contenido, sostenido y movido por la marea larga. Tus contactos emergen en una manera puramente instintiva, un proceso de cero involucramiento de tu ser. La marea larga es el reino de lo transpersonal y requiere de una rendición total a la Presencia de la Quietud.

ENTONACIÓN EN QUIETUD DINÁMICA

En este estadio existe sólo la presencia de la quietud, todo el movimiento en los tejidos, fluidos y el cuerpo sutil cesan, al igual que el aliento de la respiración primaria. Te preparas en tu práctica diaria cuanto te sintonizas con la quietud dinámica. En la preparación que haces antes de trabajar con tu paciente, tu línea media, tu nodo sino auricular y la quietud dinámica se vuelven contiguas. Acercarte al paciente y hacer el primer contacto se lleva de la misma manera que en los estadios anteriores.

ENTONACIÓN DE LAS MANOS

Tus manos cambian, de estar infundidas por la potencia de la marea larga hacia estar completamente llenas de quietud dinámica.

ENTONANDOTE CON TU ESPACIO CARDÍACO

Permite que tu corazón se expanda más allá del horizonte hasta el infinito, y tu conciencia regresará como quietud dinámica.

EL MOVIMIENTO PRESENTE: SENTIR EL MOVIMIENTO TAL CUAL ES

Esto deja de ser relevante en este reino, dado que dejar se percibir rangos, solo existe quietud.

EL FULCRUM: PERICIBIENDO LA QUIETUD EN MOVIMIENTO

El último *fulcrum* es la quietud dinámica, tu nodo sino auricular es tu acceso a ella porque en ultima instancia son uno mismo.

TU CONTACTO: MANOS DE QUIETUD

Sanar simplemente Es: no hay proceso, y muy a menudo tampoco conocimiento de lo que está ocurriendo hasta que la sesión ha finalizado, sin embargo, existe la certeza de que la sanación ha sucedido.

DIFERENCIACIÓN

Tal ves puedas discernir un grado de incremento en la absorción en la quietud dinámica.

REMOVIENDO LAS MANOS ENTONADAS

Desengánchate cuando la quietud dinámica haya desaparecido, y unas vez que percibas que el sistema del paciente ha tenido tiempo de volverse estable en marea fluida. Permanece enfocado en tu nodo sino auricular y sal del contacto de forma que refleje el tono presente.

QUIETUD

TOCANDO EN ENTONACION

Estas suspendido en la infinita presencia de la quietud que lo impregna todo. Estar quieto y saber que Yo Soy.

LA ENTONACIÓN CON EL ALIENTO PURO DE AMOR

La quietud dinámica es la base inquebrantable desde la cual la vida surge y se disuelve. Cuando pasas más allá de la quietud dinámica desciende al interior del cuerpo creando un implosión dentro de las células mientras emerge el Aliento Puro de Amor. Pero esta no es una respiración primaria, no hay mareas, por lo tanto, no puede ser caracterizada como biodinámica Se siente una pulsación de todo el cuerpo en tándem con el latido del corazón que es multidimensional y poli-rítmico a todos los niveles y profundidades al mismo tiempo. En el mismo momento, en el mismo espacio, pero no es racional. El contacto directo con el misterio de la vida es innegable para tu percepción somática completa.

El mapa biodinámico termina en la Quietud Dinámica porque no hay mareas, y una vez que ha implosionado en las células, entramos en un dominio post-biodinámico: este despliegue es el Aliento Puro de Amor.

El Aliento Puro de Amor es a la vez extremadamente sublime y muy denso: su flujo se siente como el mercurio ardiente o la lava que se mueve muy lentamente; al mismo tiempo, expresa un "algo" ondulante, no físico, no líquido, no potente, que no es nada y que, sin embargo, confiere plenitud a cada molécula del cuerpo de tu paciente. Esto es la Salud como Totalidad, siempre presente, original, primordial y no nacida, y nunca muere. Tú sabes esto, pero no puedes percibir cómo lo sabes; no te importa cómo o por qué lo sabes, porque estas verdades son evidentes por sí mismas y, por lo tanto, el modo por el cual este conocimiento llegó es irrelevante.

Las potencias que acompañan al Aliento Puro de Amor sólo pueden ser insinuadas; son a la vez sublimes, suaves, delicadas, amorosas, fuertes, impresionantes, duras, despiadadas, cortantes, dulces y tiernas. Pero, sea cual sea la calidad de la potencia, confía en que es precisamente lo que necesita tu paciente para restablecer la coherencia sin fisuras en todo el espectro de su ser. Cualquier intento de describir esto desvirtúa lo que es. El contacto con el Aliento Puro de Amor está íntimamente relacionado con tu destino y el de tu paciente. Todo lo que "haces" como practicante es

Estar quieto y saber que Soy Amor.

APÉNDICE I
DIAGRAMAS

APENDICE 1 Diagramas revisados de la edición original del libro *Stillness*

DIAGRAMA 1: Comparativo de los tipos de trabajo craneal y el toque de quietud

TIPOS DE TRABAJO CRANEAL	*Pre-Biodinámico* Biomecánico	*Pre-Biodinámico* Funcional	Biodinámico	*Post-Biodinámico* Toque de quietud
Grado de eferencia del practicante **La actividad eferente del practicante crea un campo de inercia, un vacío de vida que vierte falsos fulcra en el cuerpo sutil del paciente.**	*Eferencia biomecánica* Abarca una gama que va desde la aplicación extremadamente hábil de fuerzas físicas precisas a los huesos del cráneo para crear cambios en la relación entre las suturas sin utilizar la motilidad de la onda craneal (método directo) hasta el seguimiento de la motilidad de la onda craneal, exagerándola en su dirección de facilidad (método indirecto) hasta su punto final y manteniéndola allí hasta que se induzca un punto de quietud, lo que produce una motilidad más equilibrada en el movimiento de la onda craneal y, por tanto, crea un cambio en los tejidos tratados, que funcionan de forma más saludable.	*Eferencia funcional* Consiste en seguir la onda craneal en la dirección de la facilidad dentro de su libertad de movimiento. No hay exageración, ni retención en el punto final, ni inducción de un punto de quietud. Los puntos de quietud surgen cuando se espera a que el movimiento se suspenda y los tejidos se vuelvan flotantes: esto es neutralidad. Durante la neutralidad, la respiración del receptor ayuda a equilibrar los tejidos, junto con el sistema nervioso autónomo, lo que produce un punto de quietud y un cambio físico en el cuerpo.	Un practicante de biodinámica no utiliza *ninguna eferencia*. Refleja el movimiento presente sin utilizar la respiración del paciente. El practicante espera y el receptor se relaja en posición neutral hasta que la quietud en la parte local se profundiza y se extiende a todo el cuerpo, tras lo cual la respiración primaria aparece como un delicado movimiento similar a la respiración en todo el cuerpo del paciente que crea una potencia en los fluidos que transmuta el movimiento inercial de los tejidos en un movimiento coherente en todos los sistemas.	Hay cero eferencias del practicante: *El Aliento Puro de Amor* está totalmente a cargo, dirigiéndose al ser humano espectral como un Todo, comenzando desde su historia sostenida en los tejidos, hasta el Alma fluida en el Ahora, y el Espíritu sin fin siempre en evolución que está en Unión con el Amor que crea todo lo que es.

QUIETUD

APÉNDICE 1 Diagramas revisados de la edición original del libro *Stillness*

DIAGRAMA 1: Comparativo de los tipos de trabajo craneal y el toque de quietud

TIPOS DE TRABAJO CRANEAL	*Pre-Biodinámico* **Biomecánico**	*Pre-Biodinámico* **Funcional**	**Biodinámico**	*Post-Biodinámico* **Toque de quietud**
Fuerzas terapéuticas que emplea el practicante: **¿Qué tanto hace el practicante?**	En el método directo, el practicante mueve los huesos basándose en un conocimiento detallado de la arquitectura de la sutura y la amplitud del movimiento. En el método indirecto se sigue el movimiento de la onda craneal y se exagera hasta el punto de quietud. Ambos son modelos de estructura-función: Cambios en la estructura, y cambios en la función (directo), o, cambios en la función, buscando reequilibrar la estructura (método indirecto).	Se apoya el movimiento permitido de la onda craneal hasta que sea neutral, y con el uso de la respiración del receptor y un sistema nervioso autónomo equilibrado surge un punto de quietud en el que se produce un intercambio dinámico entre la potencia, los fluidos y los tejidos, que creará una nueva función lo cual efectúa cambios en la estructura.	Uno se somete a las fuerzas de desarrollo de la respiración primaria que comienza a pulsar en la concepción para crear el cuerpo y mantener una función saludable. La potencia de la respiración primaria inunda los fluidos como una fuerza terapéutica que, al aparecer en estado neutro, da paso a una quietud de todo el cuerpo en la que se respira el movimiento saludable de la integridad somática.	Ninguna implicación: el practicante descansa en una profunda entrega al *Aliento Puro de Amor*.

APENDICE 1 Diagramas revisados de la edición original del libro *Stillness*

DIAGRAMA 2: Rango de frecuencia craneal, niveles de conciencia y su correspondencia con el cuerpo energético

Respiraciones	Pulso Craneal	Marea Fluida	Marea Larga	Quietud Dinámica	Aliento Puro de Amor
Radio o motilidad	*Ritmo-rango variable* 7-14 ciclos por minuto Se expande durante aproximadamente 4-6 segundos y luego retrocede durante aproximadamente 4-6 segundos.	*Ritmo-rango estable:* 2 ½ ciclos por minuto Se expande durante 12 segundos, luego retrocede durante 12 segundos.	*Ritmo-rango invariable:* Ciclos de 1 minuto y 40 segundos Se expande durante 50 segundos, luego retrocede durante 50 segundos.	*Sin rango* *Sin mareas* ESTAR QUIETO Y SABER QUE YO SOY El final del mapa biodinámico de las mareas YO SOY implosiona en las células y el Aliento Puro de Amor surge al comenzar un viaje post-biodinámico sin mareas hacia el amor. ESTAR QUIETO Y SABER QUE YO SOY AMOR.	El *Aliento Puro de Amor* es un estado de conciencia paradójico. Combina ningun rango, cualquier rango y todos los rangos que se expresan como un único Pulso Sagrado de todo el cuerpo que está en tándem con el pulso del Nodo SA. El Pulso es una mezcla alquímica que es específica para las necesidades del receptor: dependiendo de esa necesidad, en un momento dado, uno puede sentir un rango particular en cada desenvolvimiento así como ningun rango de la Quietud Dinámica. Esto no es lógico, ni comprensible... simplemente es la característica del *Aliento Puro de Amor* cuando inunda al paciente.

APÉNDICE 1 Diagramas revisados de la edición original del libro *Stillness*

DIAGRAMA 2: Rango de frecuencia craneal, niveles de conciencia y su correspondencia con el cuerpo energético

Respiraciones	Pulso Craneal	Marea Fluida	Marea Larga	Quietud Dinámica	Aliento Puro de Amor
Nivel de la conciencia humana	Racional de visión lógica (La separación de mente y cuerpo se unifica como el sistema mente-cuerpo)	Psíquica (Sistema cuerpo-mente-alma)	Sutil (Ser)	Causal (Espíritu puro)	Más allá de la "no-dualidad". (Amor Puro) Todos los aspectos de la conciencia espectral están presentes, desde el infinito hasta una efusión totalmente encarnada de *Aliento Puro de Amor* en el espacio interior de cada célula, todo lo cual es simplemente ordinario. Una sensación de Totalidad sin tiempo, sin espacio, sin distancia, sin historia, sin despliegue. La realidad es simplemente lo que está en el ahora.

APENDICE 1 Diagramas revisados de la edición original del libro Stillness
DIAGRAMA 3: Carácter de cada nivel de despliegue de la conciencia

	Pulso Craneal	Marea Fluida	Marea Larga	Quietud Dinámica	Aliento Puro de Amor
Carácter de cada despliegue de la conciencia	La presencia de la onda o pulso craneal manifiesta el funcionamiento normal en la vida moderna, (se ha observado que los indígenas no presentan este nivel). La onda craneal desaparece cuando el receptor se relaja profundamente y cuando se produce la quietud de todo el cuerpo. El ritmo de la onda craneal varía en función del estado del paciente: si está estresado, enfermo, lesionado, traumatizado, etc. El Pulso Craneal es una reactividad defensiva ante el estrés de la vida. Al igual que un disco de vinilo, es un holograma de los patrones inerciales del receptor, tal y como los discierne un profesional que decide leer el registro de su pasado.	La presencia de la Respiración Primaria en la Marea Fluida aparece cuando el receptor se relaja en una quietud de todo el cuerpo. La Respiración Primaria se percibe como una *respiración de todo el cuerpo que reúne el cuerpo-mente del receptor*, lo conecta con la línea media, re-sincroniza el movimiento inercial del cuerpo transmutándolo al movimiento saludable de la Totalidad. El practicante es un testigo neutral de apoyo a la curación inherente que tiene su propio tiempo, secuencia y orden. El practicante es consciente de la Respiración Primaria, el impulso fluido y el movimiento presente en medio de la *Presencia en la Quietud*.	La presencia de la Respiración Primaria en la Marea Larga aparece si un receptor se reconecta suficientemente con su cuerpo-mente, con su Alma y con la línea media, que se reequilibra y está disponible para una infusión global de la potencia de la marea larga. Los patrones inerciales se transmutan en fractales en la marea larga en masa, en todo el sistema en muchos niveles a la vez. El receptor se encuentra con el Yo como Arquetipo. Aquí habitan deidades exaltadas por las que el receptor se siente *visto, encontrado y sostenido por una Presencia Radiante* que lo contempla con amor incondicional.	Sólo la presencia de la Quietud. La Quietud infinita entra en la habitación desde el exterior, a la vez que impregna cada célula tanto del receptor como del practicante. La curación se produce detrás de la cortina en medio de una nube de desconocimiento, pero existe la certeza de que la curación se ha producido en un nivel muy profundo. Una sensación de *Totalidad* se imprime permanentemente en la conciencia, que se une con el Todo por lo que ya no existe ninguna separación perceptible. ESTAR QUIETO Y SABER QUE YO SOY.	El Aliento Puro de Amor está sellado en la Quietud Dinámica que contiene todos los despliegues de la conciencia. Se percibe una super-sustancia que unifica la materia, y expresa un movimiento como magma líquido y ardiente que representa todos los elementos y todos los niveles de conciencia al mismo tiempo. Esta presencia pulsante de la quietud en todo el cuerpo posee intensidad, intimidad y paradoja que combinan específicamente *ambos/y/ninguno/to do/ninguno/infinito/ infinitesimal*... este estado paradójico no es racional. ESTAR QUIETO Y SABER QUE YO SOY AMOR.

APÉNDICE 2
DESTELLOS DE LA TOTALIDAD

NOTA DE LA TRADUCTORA: En este apéndice se ha mantenido el orden original de los términos que aquí se definen o amplían, al traducir al español no han quedado presentados en orden alfabético.

En este apéndice, he sintetizado la nueva ciencia y la he integrado con la biodinámica. Esta información está ubicada como apéndice y no en el texto principal porque, en primer lugar, es muy detallada, anatómica y, en segundo lugar, no quería que el flujo del libro se viera interrumpido por teorías científicas, que, francamente, son sólo formas de pensar en el misterio, no en la auténtica realidad que sientes corporalmente con tu percepción desde el corazón. Si no te interesa este grado de detalle puedes obviar esta sección.

FAJA DURAL ANTERIOR

La faja dural anterior, que el Dr. Carreiro denomina septum transverso anterior, es la prolongación anterior del tentorio y una continuación de la falx que separa los lóbulos frontal y temporal del cerebro.[1] El tacto de la faja dural anterior proporciona una idea de la sensación que experimentas durante una sesión de la función del sistema de membranas de tensión recíproca, del eslabón central y del sistema de tejido conectivo. Permítanme desviarme y proporcionar algunos antecedentes.

La continuidad anteriormente mencionada entre el cerebro, las meninges, el endostio, las suturas y el periostio proporciona una envoltura en la que los huesos surgen dentro de la membrana dural. El rápido crecimiento del cerebro comprime las membranas durales, convirtiendo así el mesénquima en hueso de acuerdo con la Ley de Wolff (véase más adelante).

Además, la aponeurosis y todos los músculos de la cabeza y el cuello se adhieren al periostio. Esto significa que el cerebro, el sistema de membranas, las suturas y la bóveda craneal se conectan como una unidad a la función somática externa, que a su vez está vinculada, a través del sistema de tejido conectivo fascial, a todos los tejidos del cuerpo. Si añadimos las interconexiones del sistema de tejido conectivo celular dentro de cada célula, entre las células y con todas las demás, obtenemos una interconexión física en todo el cuerpo, desde los ventrículos llenos de líquido cefalorraquídeo en las profundidades del cerebro hasta cada una de las cincuenta billones de células del cuerpo. Por lo tanto, aunque la faja dural anterior parece estar unida de forma prominente con las alas menores del esfenoides, las alas menores se desarrollan y están contenidas dentro de la faja dural anterior, entre membranas de la misma forma que los huesos de la bóveda. Funcionalmente, la faja dural anterior une las alas menores del esfenoides con la lámina terminal. La lámina se eleva y se fusiona con la comisura anterior; la comisura anterior se convierte en el fórnix, que a su vez se convierte en la comisura superior, que luego se extiende como el cuerpo calloso.

El cuerpo calloso se eleva en sentido postero-medial para convertirse en el septum pellucidum, que a su vez se convierte en un pequeño ventrículo lleno de líquido cefalorraquídeo, la fisura transversal. La fisura transversal se abre posteriormente en el espacio justo por encima de la glándula pineal, en el origen de la gran vena cerebral, que es la ubicación funcional del Fulcro de Sutherland. La lámina terminal es el extremo embriológico del cerebro, y es funcionalmente contiguo al Fulcro de Sutherland, que es contiguo, a través del núcleo-enlace, con el sacro y las mangas durales que recubren los nervios periféricos. Por lo tanto, cuando percibes la calidad tonal y la motilidad de la faja dural anterior, te proporciona la visión de un sinfín de funciones:

1. El Fulcro de Sutherland y los sistemas de tejido conectivo, somático y visceral de todo el cuerpo, hasta el nivel celular.
2. El tercer ventrículo (como centro primario de encendido del cerebro), los demás ventrículos y el canal central.
3. La notocorda como punto de apoyo de la forma corporal, responsable de las divisiones embriológicas que se convierten en miotomos, esclerotomos y dermatomas.[2]
4. El tubo intestinal como línea media ventral que es funcionalmente una extensión de la notocorda.
5. El sistema nervioso central.
6. La base craneal.
7. El bucle orbito-frontal, que es una serie de columnas en el lóbulo frontal que conectan directamente el neocórtex con el cerebro límbico, que, a su vez, tiene una conexión no mediada con el corazón.[3]
8. El estado funcional de la corriente descendente. (Ver Corriente descendente, más adelante, para más información).

En mi opinión, el aspecto más significativo de la faja dural anterior es que, a través de su tacto, se puede percibir la función de la corriente descendente; al percibir la calidad tonal de la faja dural anterior, se puede saber la profundidad de la infusión de potencia coherente que ha recibido el paciente. Si percibes que la corriente del Aliento de Vida desciende libremente, sin obstáculos, a lo largo de la línea media frontal, indica que el Aliento de Vida ha impregnado la mente corporal de tu paciente (lo más probable es que describa su sensación de esta corriente descendente como una quietud que desciende suavemente por su cuerpo como una cascada sublime). Se evalúas la faja dural anterior por la libertad con que se mueve en sincronía tonal con el movimiento saludable de la respiración primaria. Esto se convierte esencialmente en una evaluación de la profundidad de la conciencia no dual que infunde al paciente. Una forma de acceder a esto es percibir el grado de reactividad del sistema nervioso central de tu paciente: cuando percibes en él un flujo fractal longitudinal y transversal ascendente y descendente que se mueve libremente y en el que no hay reactividad en su sistema nervioso, indica que el paciente disfrutó de una infusión corporal completa del Aliento de Vida, cortesía de la corriente descendente.

Esta función de la corriente descendente se apoya en la especulación de que el sistema nervioso, y recordemos que el corazón es cincuenta por ciento neurológico, puede ser la extensión física de las fuerzas formativas que manifiestan la línea media original, que crea la veta primitiva.[4]

Mi teoría: el sentido cualitativo de la faja dural anterior te proporciona la tonalidad de la corriente descendente a medida que ésta recorre la línea media frontal. Tu línea media no sólo orienta tu conciencia infinitamente hacia el horizonte, sino que también te proporciona la capacidad de navegar corporalmente por las direcciones: es un punto de referencia para tu cuerpo que te dice qué es de izquierda a derecha, de arriba a abajo, de delante a atrás, de superior a inferior, de adentro hacia afuera y viceversa.

Además, cuando tu percepción cardíaca ha evolucionado conscientemente más allá del control del sistema nervioso y del ego (a través de una rendición implícita de tu ego a la marea larga) percibirás la corriente descendente, que es esencialmente la vía de la *kundalini* invertida. Se trata de una corriente regenerativa que se manifiesta cuando tu percepción ha cambiado su orientación egocéntrica, eferente y orientada hacia afuera, por una de presencia en el corazón como tu órgano de percepción. Una vez que te has reunido perceptualmente con el Aliento de Vida, puedes sentir que esta corriente desciende a lo largo de la línea media intestinal empezando por la matriz universal y su conexión funcional con la pineal, viajando hasta el núcleo cerebral y por la línea media frontal hasta el cóccix. Esto no quiere decir que la corriente ascendente esté inactiva, porque ambas corrientes se mueven simultáneamente como un flujo fractal lemniscado multidimensional.

FULCRUM DE CAMBIO AUTOMÁTICO

Un desafortunado término lineal acuñado por el Dr. Sutherland en sus tempranos días con el trabajo biomecánico, es cuando el punto de contacto o *fulcra* fluye de manera espontánea en patrones fractales que nunca se repiten, y se acomodan el ir y venir de la respiración primaria (surgimiento y retroceso). Una forma de caracterizarlo mas adecuadamente sería como "fluido espontáneo", termino que uso en mis cursos para evitar la confusión que las palabras mecánicas como "automático" y "cambio" puedan crear. Sin embargo, en este libro decidí quedarme dentro de la tradición usando el término original.

EL CUERPO COMO CONCIENCIA

Si perseveras en la práctica no dualista de la biodinámica como la enseño aquí, desarrollarás las habilidades para navegar somáticamente este misterio insondable del cuerpo como conciencia. Tu cuerpo no solamente posee conciencia: ¡ES conciencia!

La biodinámica como yo la enseño, no es conceptual, tampoco está fundada en un capricho espiritual. El quid de mis enseñanzas es simple: el cuerpo por si mismo nos contará su propia historia sensual/sensorial si estamos dispuestos a estar quietos lo suficiente como para permitir que nuestro corazón la escuche. Cuando tu cuerpo se relaja por completo hasta volverse tan inmerso en la quietud que todas las partes contraídas y los patrones inertes de estrés se suspenden, el campo electromagnético de la conciencia en tu corazón va a co-emerger juntos con el campo de inteligencia que emana la inteligencia combinada de tus cincuenta billones de células en tu sistema cuerpo-mente. Entonces todas las partes de tu cuerpo que habían estado cooptadas por el estrés se liberan para convertirse en un campo coherente que rápidamente orquesta a tu sistema cuerpo-mente de regreso a su funcionamiento saludable. La vida es un proceso que organiza los siempre crecientes órdenes de plenitud hacia la coherencia., que es la forma en la que el aliento de vida crea al cuerpo, lo mantiene sano y completo y enciende la función evolutiva de la conciencia.

Echemos un vistazo al proceso metabólico de la conciencia. La substancia primordial, el océano liquido de tejido conectivo en el cual flotan las células, se deriva desde el mesénquima, una substancia omnipotente que puede transmutar en diferentes tipos de tejidos basado en las fuerzas funcionales a las que se vea sujeto. La sustancia primordial, como los campo metabólicos, es el *milieu* en el cual la comunicación coherente transpira hacia todo el cuerpo entre las células. Esta matriz liquida y cristalina es el vínculo a través del cual la información vital desde las señales externas se transfiere a las células a través de su portero "consciente" que es la membrana celular. Practicamente esto significa que la "inteligencia infalible"[5] del Aliento de Vida conecta directamente con la matriz fluida a través de la respiración primaria, es modulada funcionalmente por el campo electromagnético de la conciencia del corazón que organiza coherentemente estos poderes vivientes de transmutación para el bienestar del organismo entero.[6]

La conciencia se expresa a si misma implícitamente en el momento de la concepción como un campo holográfico auto emergente que irradia desde el embrión, este campo regresa entonces con las instrucciones que son necesarias para auto organizarse como un ser humano. Mientras tanto emerge allí la firma de este organismo, el sistema de auto reconocimiento a través del cual el embrión puede diferenciar su propia sustancia, ser, del no ser mucho antes de que aparezca ninguna estructura física u órgano. Simultáneamente, antes de que las células sanguíneas formen islas que rodearán al embrión y después procedan a reunirse para crear los vasos sanguíneos, la primera célula marcapasos comienza a latir y su pulso envuelve al embrión en su propia y única forma del campo electromagnético que orquesta el movimiento embrionario del aliento de vida irradiando de la periferia hacia el centro de quietud. El centro de quietud de esta firma ondulante del movimiento embrionario toroidal, en combinación con el aliento de vida crea la línea media original, a través de la cual, la expresión explícita de la conciencia surge después del dia cuarenta como el rasgo primitivo, desde el cual surge el notocordio. Es notable que solo dos semanas después de la concepción el embrión se afirma a sí mismo y forme el notocordio alrededor del cual se organiza una forma humana individual y reconocible.

La biodinámica sostiene que durante la embriogénesis el cuerpo es creado a través del poder de la transmutación. Este poder es inherente al aliento de vida porque su campo holográfico de resonancia actúa sobre la mesénquima y se establece como movimiento. Y dependiendo del tipo de fuerza gravitacional presente (compresión, estiramiento, succión, espiral, corte, etc.) La mesénquima transmutará en el tejido u órgano que sirva mejor para la función que ya se está expresando en movimientos de desarrollo precisos en la matriz fluida. Por lo tanto, el corazón, que deriva de la mesénquima, se desarrollará para facilitar el curso de la sangre que ya se encuentra circulando y que ha sido movilizada por el pulso marcado por las células que rodean al embrión. Las meninges derivadas de la mesénquima se expandirán y duplicarán para dividir el cerebro en secciones mientras crece rápidamente. Las meninges transmutarán más adelante en la bóveda craneal y los huesos faciales mediante la compresión y expansión. La base de cráneo, otra estructura que transmuta de la mesénquima, se forma al ser comprimida entre el cerebro y el corazón descendente; contiene más cartílago que los huesos de la bóveda craneal, porque de esta manera soporta mejor y protege el desarrollo acelerado del cerebro.

Existen incontables ejemplos de transmutación que pueden ser observados durante el desarrollo embriológico. Es aparente para mi que la evolución de la conciencia requiere de un cuerpo humano para poder expresarse y realizarse a sí misma, y mi solicitud a cualquier científico "escéptico" es que me muestran un punto en cualquier parte en todo el especto del sistema cuerpo-mente-espíritu en el ser humano donde la conciencia no pueda ser encontrada. Véase el texto siguiente sobre la definición del sistema cuerpo-mente.

EL SISTEMA CUERPO-MENTE

La unidad de tu cuerpo con el sentir y el pensar es el concepto tradicional del sistema mente-cuerpo. En otras palabras, los aspectos corporales, psíquicos y cognitivos que funcionan coherentemente como una unidad, opuesto al concepto cartesiano de la separación entre la mente y el cuerpo lo que causa un conflicto interno. Las implicaciones del concepto del sistema mente-cuerpo van mucho más profundo.

El sistema cuerpo-mente es la inteligencia acumulativa que emana de cada célula. Cada célula está despierta y posee conciencia a través de la cual puede percibir adecuadamente los signos del medio ambiente y responder de manera precisa a lo que encuentra. Una célula debe ser capaz de percibir "lo que es" y responder de acuerdo a esto para poder sobrevivir. El Dr. Lipton menciona que la membrana proteínica integral es la "unidad fundamental de la conciencia". En tu cuerpo existen decenas de miles de estas proteínas que producen cientos de miles de unidades de conciencia en cada célula. Por lo tanto, la membrana celular es el cerebro de la célula, y un órgano de percepción a través del cual la célula percibe un signo medio ambiental específico que se traduce entonces en un comportamiento que coincide coherentemente con la respuesta apropiada para esta señal. Por ejemplo, un cambio en la forma integral de una proteína y su función van a alterar la posición de la célula, y entonces su forma y función cambiarán también, esto inicia la creación de una nueva proteína a través de una transcripción en el DNA-RNA. O puede haber un regresión en la polaridad de la membrana celular que afecte adversamente el flujo nutritivo en la célula y la desgaste. Y asi sucesivamente. Las proteínas receptoras que responden actúan coherentemente, en combinación, para proveer a cada célula de cientos de miles de unidades de conciencia. Si multiplicas esto por cincuenta trillones de células podrás apreciar como es que tus células crean un campo de conciencia, el sistema cuerpo-mente, que no está localizado exclusivamente en el cerebro.[7] Y aun hay más sobre el sistema cuerpo-mente.

Pearce nos dice que el cerebro también forma parte de este proceso de percepción del sistema mente-cuerpo a través de las células gliales, que forman una delicada red de células conectadas y fibras que soportan los tejidos del sistema nervioso central, incluyendo el revestimiento del canal central en médula espinal y los ventrículos del cerebro. Las células gliales fueron instruidas para ser un "pegamento" para el cerebro que mantiene a las neuronas juntas, pero parece ser que la masa de tu cerebro requiere ser un 80% de pegamento. Esto convierte a las células gliales en extremadamente sensibles a las señales electromagnéticas. Estas señales forman colectivamente un campo holográfico interactivo en el cerebro que es diez veces más primario que el campo electromagnético formado por las neuronas del cerebro. Las células gliales resuenan y se entonan selectivamente con ciertos campos, dentro de un abanico infinito de corrientes electromagnéticas, entonces traducen las frecuencias en señales electromagnéticas, para que las neuronas puedan obtener la información sobre la cual se construye tu experiencia del mundo. En respuesta a estas señales externas hay un intercambio en el flujo de los iones de calcio en los espacios ente las junturas entre las células gliales y las neuronas, lo que produce información, en forma de señales que resuenan selectivamente dentro de la intermibable jerarquía de los campos toroidales en el ambiente. Después las células gliales alimentan de información a esos campos acerca de su estatus interno, primero como una respuesta neural y mas tarde por medio de la liberación de neuropéptidos,[8] a través de la resonancia de de estos neuropéptidos, las células gliales traducen la información contenida en los campos electromagnéticos en un tono sensual o sensorial, lo cual crea tu experiencia concreta, y cada célula de tu cuerpo participa en esto, dándote asi tu propio sentido sensual y sensorial del mundo.[9]

El siguiente elemento en juego en el sistema mente-cuerpo es el corazón. Recuerda que antes de que se forme el corazón, las primera células cardiogénicas están en el saco vitelino, en el corión, en la periferia del embrión. Estas células marcapasos originales producen un campo electromagnético que impregna y rodea al embrión con su campo en forma toroide, con una línea media en su centro. Entonces una línea primitiva organiza tres líneas medias estructurales, el notocordio, el sistema nervioso y el sistema digestivo, que se desarrollan alrededor de la línea media original con forma toroide, y entonces un cuerpo se crea dentro de estos campos electromagnéticos combinados. Y recordemos que estamos hablando de un embrión, por lo que todo esto se encuentra envuelto por el campo electromagnético del corazón de la madre. El campo energético de tu corazón no sólo satura cada molécula de DNA, membrana celular y célula glial en tu cuerpo sino también organiza la función, formación y destino evolutivo de tu cuerpo. El corazón rico en neuronas está conectado en ambos sentido con el cuerpo (soma) a través de los ganglios, y con el lazo frontal orbital en la corteza frontal, conectado con el sistema límbico, el centro emocional del cerebro. La inteligencia emocional traduce el conocimiento no verbal, la inteligencia del corazón, o el instinto, en una sensación corporal de "lo que es" a través del tono.[10]

Los tres órganos oscilantes principales de tu cuerpo son el corazón, el cerebro y los intestinos. Pero a esta compleja ecuación debemos agregarle las células y órganos de todo tu cuerpo. Porque todas las células oscilan campos electromagnéticos para producir la información que contiene el estatus del mundo interno del cuerpo, todo lo que percibes conscientemente como sensaciones corporales. Por lo tanto, cuando aprendes a descifrar tus sensaciones corporales estas te proporcionan un dispositivo de navegación con el que podrás conocer la calidad de tu propio funcionamiento, así como la calidad de lo que encuentras en el entorno a medida que te afecta. El sentido del tono de tu cuerpo posee un valor cualitativo, que se traduce de manera más simplista en sí o no. Por analogía, este tono es como una brújula que siempre apunta al norte, de forma similar, tu sentido corporal de esta cualidad tonal te dirá si la elección que has hecho está alineada con tu línea media o no.

Esto comprende una mera fracción de los aspectos conocidos del sistema cuerpo-mente, es evidente que la conciencia de este sistema es incomprensible, sin embargo, a través de la percepción cardíaca puedes permanecer en contacto directo y coherente con esta conciencia sin fin.

COHERENCIA

La coherencia es un proceso no lineal que enmarca contextualmente el comportamiento del organismo, su relación consigo mismo, con otras partes y con el todo. Este es un conecpto biodinámico importante para tratar de entender la salud y la enfermedad. Uno de los puntos clave en la biodinámica es que los organismos vivos son un todo, una unidad, entender el proceso de coherencia en ese organismo es lo que sustenta este punto. La coherencia significa que cada parte es al mismo tiempo una entidad individual e independiente tanto como parte de un todo mayor. Cada parte se comporta dentro de su "grado de libertad" como individuo, y esta integralmente relacionada con cada una de las otras partes, todo lo cual se integra en un todo, la conexión comienza en lo infinitesimal y se extiende hasta el infinito. De ahí que las partes sean al mismo tiempo individuales, están integralmente relacionadas con las otras partes, y en combinación forman un todo integrado sin fin. Entonces, ¿qué tiene que ver la coherencia con la disposición neutral del practicante? Muchísimo. Aquí lo que dice la Dra. Ho sobre la sensibilidad del organismo:

"Una de las características del sistema viviente es que es exquisitamente sensible a señales débiles específicas, por ejemplo, el ojo puede detectar un solo fotón que cae en la retina, donde la célula sensible a la luz que contiene envía un potencial de acción que representa una amplificación de un millón de veces de energía en el fotón. Esta sensibilidad es característica de todas las partes del sistema, ninguna de ellas tiene que ser empujada, ni empujada a la acción, ni sometida a regulación y control mecánico. En cambio, la acción coordinada de todas las partes depende de una intercomunicación rápida en todo el sistema… Y debido a la gran cantidad de energía almacenada en todas partes amplifica automáticamente las señales débiles, debido a que la energía almacenada es coherente, las células y los tejidos excitables están preparados para responder específica y a menudo en acciones macroscópicas".[11]

La Dra. Mae-Wan Ho pone muy en claro que ninguna parte necesita ser empujada o forzada o sujeto de regulación mecánica. Ella sigue explicando como esto coincide con el vacio: "Puede que sea cierto que la estabilidad ecológica dependa de la diversidad para mantener la homeostasis. ¿Puede ser que en la geofisiología del planeta Tierra exista la misma sabiduría que hay en el metabolismo del cuerpo?[12] Esta relación entre la parte y el todo queda elucidada completamente por la Dra. Ho: "Somos todos la misma persona reconocible, con fronteras bien definidas momento a momento, aun cuando estamos constantemente respirando oxígeno y exhalando dióxido de carbono, muriendo pequeñas muertes, y en proceso de pequeños renacimientos mientras metabolizamos. Somos, para todos los propósitos e intentos, sistemas cerrados llenos de energía guardada, alimentados por un circuito abierto, una exótica flor dorada encendida por el verde fusible de la vida".[13] Somos individuos, pero somos también algo más expansivo.

Entonces la Dra. Ho se sumerge en lo infinitesimal:

"Las excitaciones coherentes hacen al sistema sensible a señales específicas solo cuando el sistema está entonado, o en resonancia con esta señal. La célula completa es extremadamente dinámica, las conexiones entre las partes asi como las configuraciones del citoesqueleto, las membranas y los cromosomas pueden ser remodelados en cuestión de minutos sujetos a las señales apropiadas del medio ambiente, como la presencia de comida o luz, hormonas, factores de crecimiento, estimulación mecánica o eléctrica.[14] La célula completa actúa como un todo coherente, por lo que la información o alteración de una parte se propaga rápidamente a todas las demás. La célula completa y sus partes forman un sistema de tensegridad (debido a la interconexión del sistema de tejido conectivo) que siempre deforma o cambia como un todo cuando se experimentan tensiones locales.[15] En un experimento en el cual un campo magnético tuerce los sitios específicos de la proteína del receptor en la membrana celular, toda la célula se endurece en resistencia para mostrar que las señales mecánicas están implicadas en la regulación de muchas funciones celulares."[16]

Este último argumento ilustra por que soy tan empático sobre no intervenir con la sabiduría inherente en el cuerpo de tu paciente. Todo se encuentra interconectado.

TEJIDO CONECTIVO

El tejido conectivo es contiguo a lo largo de todo el cuerpo, se encuentra en cada célula, en cada organelo de cada célula y a través de todos los tejidos. El tejido conectivo se origina desde la mesénquima, una substancia omnipresente que se convierte en la capa de tejido mesodérmica. Las tensiones en el tejido conectivo constituyen la memoria del cuerpo. Estas fuerzas extensoras son información que se transfiere, como los fotones cuánticos de energía y luz, a través del cuerpo a la velocidad de la luz. Podemos seguir el rastro de la fascia desde cualquier punto en el cuerpo hacia cualquier otro punto. Forma una red continua que envuelve los músculos, huesos, nervios, vasos sanguíneos, linfáticos y órganos. Se extiende desde los canales más microscópicos que interconectan todas las células a todos los niveles.

A nivel celular, el tejido conectivo se compone de elementos contráctiles de colágeno y fibras glucosaminosas que flotan en la *matrix* extra celular que son rígidos y flexibles a la vez. Esta matriz viviente es la substancia primordial, que es tejido conectivo hecho de mesénquima. Dentro de la matriz intrecelular hay microfilamentos, microtubos, que se comunican con la substancia externa citoplasmática. Por lo tanto, todo el sistema del cuerpo completo se encuentra interconectado desde lo extra celular hasta lo intracelular por el tejido conectivo a través de microestructuras que atraviesan las membranas celulares, y todo esto se encuentran suspendido en esta matriz liquida cristalina.

Cada célula está entonces conectada con todas las demás células. Por lo tanto el tejido conectivo no sólo es el esqueleto de cada célula, es también el esqueleto de todo el cuerpo, incluyendo la dermis y la epidermis. Los planos de la fascia son continuos a través de todo el cuerpo, y se establecen de acuerdo a la Ley de Wolff, por la cual las fibras se desarrollan a lo largo de las líneas de movilidad como condicionadas por los vectores de tensión o estrés en el organismo. La Ley de Wolff se aplica también al sistema nervioso central y autónomo, que se desarrolla dentro de estos planos de la fascia; de ahí que la tensión en la fascia afecte la función sistémica del sistema nervioso central y autónomo.

Indagando un poco más profundamente, encontramos que el tejido conectivo es capaz de conducir energía y transferir información en muchas otras formas: por medio de la transmisión bioquímica del protón al neutrón, a través de la ósmosis; a través de propiedades termoeléctricas (neurológicas, vasomotoras, inmunológicas); a través del pulso (presión sanguínea, presión, rango), y a través de respuestas activadas por presión (estiramiento o compresión). Todas estas funciones, al ser sumadas y decodificadas se traducen en información que resulta en cambios que crean una respuesta metabólica, trófica, en la forma de los tejidos en el cuerpo entero. El tejido conectivo también cambia su forma en respuesta al movimiento saludable de la respiración primaria. El *Fulcrum* del que habla Sutherland, guiado por la respiración primaria integra la tensión recíproca del sistema completo del tejido conectivo.[17]

CORRIENTE DESCENDENTE DEL ALIENTO PURO DE AMOR

Las corrientes ascendente y descendente son un proceso fractal simultáneo, las caracterizo separadamente sólo en pos de la claridad. En su famoso Paseo por lo Pequeño,[18] el Dr. Sutherland caracteriza la corriente ascendente como: "la fluctuación longitudinal del Aliento de vida". Anteriormente se creía, incluso en círculos biodinámicos que la inspiración, la corriente ascendente comienza en el cóccix, va subiendo por la espina dorsal, llenando la fosa craneal desde la parte posterior hacia la anterior y termina en la *lámina terminalis*. (También se creía incluso que en la exhalación esta corriente desaparecía en el espacio para luego reaparecer misteriosamente en el cóccix para otra fase de inhalación.)[19] Mi experiencia es que la corriente no desaparece en el espacio durante la exhalación; es nuestra conciencia la que flaquea entre las dos fases, la corriente ascendente y descendente, haciendo difícil para ti percibir la corriente descendente siempre presente.

En el pico de la inhalación, la potencia de la corriente ascendente de vida se orienta en la lamina terminalis; en el espacio justo antes de la exhalación, la corriente vital revierte su polaridad y se arquea posteriormente para orientarse hacia la glándula pineal que está en continua resonancia con la radiancia del Aliento de Vida. Entonces la corriente vital se une con la matriz universal y participa en el proceso descendente de la encarnación del espíritu universal en materia implosionando conciencia pura en cada célula. Entonces una vez que la corriente vital personal se sincroniza con la universal a través de la glándula pineal, y después de que la exhalación comienza en serio, infunde el núcleo del cerebro (*corona radiata*) con el brillo universal. Cuando la corona radiata se ilumina con la presencia del Aliento de Vida, su brillo enciende los sistemas nervioso y cerebroespinal con potencia, que después se distribuye a los campos metabólicos a través del cuerpo en la forma de las tres líneas medias estructurales. Mientras tanto, la corriente desciende por la línea media frontal, mientras la potencia infunde cada plexo nervioso, cada segmento embriológico, cada meridiano, y cada centro psíquico (*chakra*).

El corazón es uno de los jugadores principales en este proceso, el conductor que orquesta coherentemente la distribución del aliento puro de amor por el bien del todo (por ejemplo: la evolución del organismo a través del tiempo). Como tal el corazón está envuelto en un proceso fractal que modula todas las señales en ambas direcciones, ascendente y descendente, desde adentro del sistema mente-cuerpo, y desde afuera como el Aliento de Vida, para asegurar un reajuste integrativo y sin contratiempos del organismo. La mente humana no puede ir a este lugar, pero tu percepción cardíaca participa directamente, y puedes aprehender esto a través de tu percepción sensual corporal. Esta corriente descendente es difícil de percibir, porque requiere un cambio mayor de percepción en tu conciencia desde una disposición interna hacia una que descansa en el nodo sinoatrial que pulsa con el aliento puro de amor.

En resumen, la corriente descendente del aliento puro de amor es la continuación de la fluctuación longitudinal acendente del aliento de vida que nace desde el cóccix hacia la lamina terminalis durante la inhalación, ganando potencia durante la fase de levitación hasta alcanzar su grado máximo de coherencia gracias a la conexión con el brillo radiante universal. Durante la exhalación que es la fase encarnada asistida por la gravedad, las funciones metabólicas y la dinámica espacial celular se modifica, a través de este proceso el cuerpo reorganiza su forma y cambia su función para acomodarse a la infusión del aliento de vida. En realidad los ciclos ascendentes y descendentes son simultáneos. Juntos emanan un proceso fractal que es tan dinámico, interactivo y coherente que la mente no puede siquiera empezar a comprender.

QUIETUD

DESARROLLO DEL CUERPO DE LA PERIFERIA HACIA EL CENTRO

El corazón es un ejemplo de como el principio ordenador que crea al cuerpo opera desde la periferia hacia el centro. La sangre es una de las substancias en desarrollarse en el embrión. No se origina como un fluido en si, pero se desarrolla desde el mesodermo como finas células reticulares que se encuentran en el saco vitelino rodeando al embrión. La primera célula sanguínea se convierte en el marca pasos que organizará el ritmo del organismo por el resto de su vida. Emite una campo fractal autoemergente con forma toroidal al cual todas las siguiente células marcapasos se entonarán, hasta que millones de estas células se convierten en un solo campo pulsante. Estas células marca pasos no sólo entonan a todas las demás células en el cuerpo sino que también comienzan la circulación en la periferia del embrión mucho antes de que se desarrolle el corazón. Los líquidos fluyendo en la periferia del embrión van labrando canales en el protoplasma. Dentro de estos canales, las células sanguíneas se acumulan y forman islas de sangre, que que se unen a lo largo de las paredes de los canales que fluyen. La presión del fluido aplana estas islas de células sanguíneas contra las paredes de los canales y desarrolla una red de vasos capilares que alinean el exterior y contienen a las células sanguíneas dentro. La sangre comienza entonces a moverse a través de estos capilares, un sistema vascular sanguíneo existe antes de que el corazón se haya desarrollado.

Visto desde cerca este proceso revela que dentro del corión (la membrana fetal periférica que rodea al embrión), finas células reticulares que se combinan para formar células madre sanguíneas que se juntan como islas. Cada esfera o isla de células se aplanará debido a las fuerzas compresoras creadas por el flujo de la sangre dentro de los canales creados por las células marca pasos (cardiomiocitos especializados). Las células alargadas se convierten en células epitelilales que van alineando esos canales, dentro de esos canales, las células internas forman primitivos corpúsculos sanguíneos. Las islas sanguíneas son la primera evidencia de la formación de un sistema vascular. Estas células periféricas conforman vertientes que luego se fusionan en masas generales de vasos en la periferia de los envoltorios embrionarios a lo largo del corión. Los vasos se originan desde estas redes capilares y se establecen colocados en trincheras creadas por los movimientos de la sangre desde la periferia hacia el centro, lo cual desarrolla caminos definidos hacia lo que después será el pericardio que se desarrollará en el centro. Mientras tanto, el mesodermo va haciendo hendiduras en los vasos sanguíneos en dos capas: una cavidad interna, dentro de la cual un primitivo pericardio forma un saco con una rajadura. Estas dos naves se mueven desde la periferia del corión y el limite caudal del embrión hacia la cabeza y el pericardio formado, que invade los tejidos del embrión. El tubo neural se pliega. Un producto del crecimiento en el cerebro medio, revierte los limites craniales y caudales del corazón y los vasos sanguíneos que se forman de las islas sanguíneas. El desarrollo de los vasos sanguíneos es el resultado de una circulación previa, de las células madre marcapasos, que pulsan antes de que los vasos o el sistema vascular esté presente, Esto inicialmente no tiene conexión con el órgano del corazón. Cerca de la cuarta semana, el doblaje del cerebro y la inversión del corazón crean un pliegue el el tubo neural en el origen del cerebro medio. Justo debajo de esta pliegue está la glándula pineal.

El corazón es el único lugar en tu cuerpo en donde la sangre viene a descansar. Si se quedara quieta en cualquier otro lugar del cuerpo causaría un coágulo. La sangre fluye en el embrión desde la periferia hacia arriba (Vaso de Governing # 20) y después dirigida hacia el centro. Gray afirma:

> "Esencialmente los movimientos, la determinación de la polaridad y la diferenciación regional del mesodermo cardíaco depende del endodermo adyacente. Los movimientos de la sangre influencian la morfogénesis cardíaca, los tejidos del corazón reciben el impacto de los cambios de dirección del flujo sanguíneo y esto contribuye a esculpir los músculos,

cordones, válvulas, tabiques, cámaras y esqueleto fibroso del corazón."

ACTIVIDAD EFERENTE

Puede ser difícil para los practicantes discernir si están aplicando una actividad eferente. La eferencia se deriva del pensamiento, la objetivación, la separación, planeación y el querer saber que es lo que está pasando en el cuerpo del paciente. Cualquier percepción, toque, técnica, intención, o idea preconcebida del movimiento que puedas aplicar a tu paciente es eferente.

Tal y como la respiración primaria rebasa a la respiración pulmonar, asi también tu corazón como órgano de percepción se anticipa a la percepción cerebral. Aunque el corazón es diez veces más coherente que el cerebro, sus capacidades de coherencia pueden ser anuladas y apagadas por las señales más burdas del cerebro. Entonces el corazón deja de ser un órgano de percepción y el campo emergente del cerebro toma el control. Tu cerebro usa eferencia en todos sus procesos, para mandar señales electromagnéticas hacia tu paciente. Dado que esta actividad no surge de un estado o disposición neutral, está en desacuerdo con el plan inherente de tratamiento de la respiración primaria, y por eso crea patrones de interferencia. La eferencia, como disposición perceptual, transporta una percepción corporal distinta a tu paciente. Muchos han reportado experiencias que varían desde sutiles y placenteras, hasta intensas y abiertamente violentas.

Aquí algunos percepciones reportadas por pacientes: la sensación de ser mirado u observado, la sensación de que hay ojos en las manos del practicante mirando dentro del cuerpo, una sensación de una luz brillando dentro de su cuerpo que no les pertenece; una bocanada de luz o percepción alrededor de ciertas áreas específicas del cuerpo excluyendo al cuerpo como un todo; una sensación de energía entrando en el cuerpo como una corriente o vertiente, aveces placentera y aveces no; una sensación de tentáculos invadiendo el cuerpo; una sensación corporal de patrones armónicos interrumpidos por algo que se siente mas estructurado o rígido, o imbuido de movimiento; un contacto que se siente comprimido o sofocante; sensaciones de un radio incrementado de los ritmos en la movilidad corporal; y una sensación de tensión en el plexo solar que divide el cuerpo en partes. Si estas en la marea fluida, la consecuencia de la actividad eferente es el cese del flujo de quietud de la respiración primaria, la movilidad craneosacral fluctua entonces rápidamente o la onda craneal toma el control e inicia respuestas al estrés. La polaridad de la corriente vital puede revertirse, o los ritmos craneales pueden detenerse abruptamente, se cierran. Finalmente el paciente puede disasociarse, sufrir reacciones al tratamiento o quedar profundamente traumatizado. Lipton menciona que los patrones de interferencia destructivos que están fuera de sincronía con la frecuencia original de un átomo pueden "detener su giro y morir en sus propios surcos".[20]

CUERPO FLUIDO

El Dr. Jealous describe muy bellamente al cuerpo fluido como un océano fluido cargado que permea el cuerpo del paciente y se extiende más allá. El cuerpo fluido respira como una misma gota en tres dimensiones y a rangos variables en respuesta a la respiración primaria. Jealous retrata a la respiración primaria como la mente del cuerpo fluido: posee una inteligencia que se orienta alrededor de la línea media y continene instrucciones para las dinámicas especiales necesarias para crear un feto; después del nacimiento, mantiene la salud del cuerpo a lo largo de la vida. Cuando la respiración primaria aparece por primera vez en una sesión, sientes que el tejido del paciente se transmuta en un fluido. Esencialmente, el cuerpo se siente fluido en todas sus partes, huesos, músculos, órganos, glándulas, sistema nervioso y el tejido conectivo se convierten en un mismo fluido protoplasmático que posee un movimiento inteligente.[21] El cuerpo fluido corresponde al nivel de la conciencia psíquica, y es equivalente para los médicos antroposofistas a lo que llaman el cuerpo etérico.[22]

FORMA

Como se ha redefinido por la biodinámica, la forma es una matriz consciente que surge desde la periferia y se mueve hacia el centro, o la línea media, y después se dispersa como potencia a través de todo el cuerpo. Esta fuerza formativa es la precursora de la función que subsecuentemente crea la estructura (el cuerpo). Esta inteligencia aparece por primera vez en los fluidos como movimiento en desarrollo, que transmuta las moléculas de substancias a comunidades de células, a capas de células, tejidos, órganos y glándulas que forman y moldean a un ser humano. La característica líder de la forma, como los dice Blechschmidt, es su proporción y precisión geométrica intrínseca.[23]

FORMACIÓN DE FUNCIONES

Blechschmidt define la formación de funciones como el desempeño orgánico en los fluidos de un proceso submicroscópico de desarrollo metabólico ordenado espacialmente, que puede ser seguido de principio a fin observando los cambios de posición, forma y estructura interna de los órganos en desarrollo.[24]

PERCEPCIÓN CARDÍACA

El corazón puede percibir y responder a un abanico infinito de señales debido a su complejo campo electromagnético. Hay muchos aspectos que conforman este campo: las células sanguíneas girando individualmente en el corazón y los vasos sanguíneos; las cargas iónicas en los fluidos y tejidos corporales; el vórtex de espacio en el flujo sanguíneo; y la radiante luz intrínseca que emana de las células cardíacas. Más allá de esto el campo cardíaco se combina coherentemente con el campo emergente de las células gliales, el campo producido por las neuronas en el cerebro, y el campo electromagnético que emerge de las células del todo el cuerpo.

La coherencia del campo cardíaco se ve intensificada por los componentes sanguíneos que llevan los mensajes desde el corazón al resto del cuerpo por medio de químicos, hormonas, neuroquímicos, corrientes eléctricas, olas de presión, el rango del pulso, el flujo sanguíneo, la temperatura y las corrientes electromagnéticas. Cada célula, a través de sus decenas de miles de proteínas de membrana integral de respuesta receptora, puede sentir el infinito abanico de señales desde el corazón y responder en consecuencia. El corazón, en su momento percibe la respuesta de las células y responde en especie *ad infinitum*. Esto crea un diálogo no linear holográfico fractal.

El campo electromagnético que se produce por todo esto contiene el estatus preciso de todas las partes del cuerpo y la información en el todo. Debido a la naturaleza fractal de los patrones que se producen incluso la interacción con una minúscula parte de este campo contiene toda la información de campo completo, lo cual es la forma en que la coherencia se mantiene en cada célula a través del cuerpo, y también la forma en que el cuerpo mantiene la coherencia con todo lo que lo rodea. Cada cambio en el cuerpo, o en cualquier señal que venga del ambiente, impacta el ciclo cardíaco, alterando el campo electromagnético del corazón en una especie de pantalla electromagnética siempre cambiante que no tiene un final medible. Este campo electromagnético del corazón emite un patrón fractal toroidal (un abanico infinito de figuras de ocho o lemniscados que son no linearles y multidimensionales) que está continuamente reorientando a un fulcrum en la línea media que se encuentra en cambio constante.

La línea media de este campo toroidal del corazón corre verticalmente a través del núcleo del cuerpo. Esta es la línea media primaria, un haz de referencia inquebrantable que es impermeable a las influencias externas. Su eje vertical de quietud organiza y crea las tres líneas medias estructurales del cuerpo: el notocordio, los intestinos, y el tubo dural. La línea media primaria resuena con las tres líneas media corporales. Cualquier inercia en el sistema mente-cuerpo cambia la forma y la función de las líneas medias estructurales, lo cual distorsiona su relación con la línea media primaria y produce tensión. Por esto, los continuos intentos del cuerpo de encontrar su centro original crea cambios en las líneas medias estructurales, lo cual producirá en su momento acomodos que cambian la estructura completa del cuerpo y sus funciones, para bien o para mal.

La línea primaria del corazón también regula el flujo sanguíneo. Sabemos que la sangre fluye en espirales, como queda evidenciado por las formas en espiral talladas en el corazón y los vasos sanguíneos (las imágenes Dopler del torrente sanguíneo confirman su vórtex en espiral). La sangre, que está compuesta por células de diferentes tamaños, se orienta hacia un punto de contacto (*fulcrum*) de quietud del campo cardíaco en una manera específica. Los glóbulos rojos más grandes giran más cerca de la línea media, las plaquetas vienen a continuación, y las células plasmáticas más pequeñas giran en la periferia. Cada componente de las células sanguíneas permanece separado porque el efecto centrífugo de la espiral las mantiene moviéndose a diferentes rangos; por lo tanto cada tipo de célula emana una frecuencia electromagnética diferente que decodifica información de su estatus dentro del sistema.

Además de orientarse a la línea media del corazón, cada componente de la sangre está organizado alrededor del fulcrum de su propia línea media que también esta sobre un eje lo cual altera la forma de cada célula. Cuando son coherentes, la células se expanden y se contraen en armonía al mismo rango, y en consecuencia este movimiento parecido a la respiración garantiza a la célula la plasticidad para exprimir a través de los minúsculos capilares, que están respirando en sincronía con las células sanguíneas. El corazón acopla el ritmo de este paso a su propia acción de bombeo pulsante, espiral al ritmo de la corriente sanguínea capilar. Al sincronizar la actividad celular individual con el movimiento del tejido capilar, el corazón mantiene coherencia en el sistema vascular, y por lo tanto regula y estabiliza el sistema cardiovascular y dirige coherentemente el movimiento rítmico de todos los componentes del flujo sanguíneo como un unidad. El corazón está constantemente monitoreando a la sangre a través de sus propios receptores en las paredes arteriales, y por medio de los receptores en el árbol braquial, el corazón altera su función en sincronía con el cuerpo para mantener a la sangre fluyendo coherentemente a lo largo de todo el cuerpo. El cuerpo manda información en respuesta en forma de ondas y señales electromagnéticas y de presión, de modo que todas las células puedan permanecer sincronizadas con el campo cardíaco.

En esencia, el cuerpo entero actúa como una unidad coherente. Prácticamente es así como el corazón dirige al aliento de vida a través del cuerpo para crear un movimiento coherente que es la salud. Cuando la respiración torácica está sincronizada con el respiración primaria, tienes un sentido de "ser respirado por". La cualidad sensual que sientes, mientras respiras con tus pulmones sincronizados es de que no hay un final a la excursión de tu respiración. Es como si pudieras respirar tan fácilmente inhalando dentro de las partículas infinitesimales moleculares de tus células y pudieras exhalar hasta el infinito. Aún más, tu percepción está ligada coherentemente con esta sensación corporal por lo que todo tu ser acompaña a tu respiración en esta excursión.

Sientes que tu campo cardíaco no solamente permea cada célula de tu cuerpo, sino que también irradia hasta el infinito y de regreso. Es un encuentro directo con la completitud de tu cuerpo hasta el infinito, lo cual es salud en su máxima expresión. Descubres también que todos los organismos vivos albergan un campo toroide holográfico (con una línea media que termina en los polos norte y sur). Todos los átomos, minerales, plantas, organismos, células y sangre, todos producen un campo electromagnético individual que se inter-penetran unos con otros desde lo infinitesimal hasta el infinito. La información contenida en estos campos es el lenguaje a través del cual la inteligencia en el universo es transmitida a todos los tipos de vida.

El cuerpo completo está envuelto por el campo electromagnético del corazón, y la información contenida en ese campo se comunica hacia el mundo y de vuelta a través de su tono, forma, amplitud, temperatura, potencia, etc. La sangre lleva información desde el campo electromagnético del corazón, junto con las oleadas de pulso cardíaco, hormonas, neurotransmisores, temperatura (vasomotor), presión y así sucesivamente, lo cual instruye al ADN y al RNA para sintetizar las proteínas que inducen la diferenciación celular y la morfogénesis. Mientras el corazón está mandando estas señales a las células, la matriz viviente traduce las señales, que en su momento responden al corazón, el corazón reajusta sus campos y vuelve a mandar nuevas señales de regreso a las células. Esta conversación de ida y vuelta fractal mantiene el equilibrio dinámico dentro de lo que llamamos Yo.

Nuestro campo cardíaco es el medio en el cual fuimos formados dentro del útero materno y esta influenciada por el comportamiento del corazón de la madre. Pearce indica que es el corazón de la madre el que proporciona las frecuencias modelo para el corazón del bebé, cruciales para su desarrollo en los pocos meses posteriores al nacimiento. La estabilidad de la madre, cómo se siente respecto a su bebé y la calidad del ambiente se transmite al embrión a través del corazón y está profundamente incrustado en la matriz de la sustancia fundamental del bebé. El mensaje del corazón establece el tono fundamental para la estabilidad emocional futura de ese ser. El bebé se podría decir que "gesticula dentro de este tipo de lenguaje electromagnético. Es la lengua natal del corazón.[25]

Los patrones emergentes distintivos que surgen de cualquier actividad neurológica, biomecánica, bioquímica o biofísica están generados por la activación y la modulación diminuta en el campo cardíaco. Cuando el campo cardíaco toca el campo dinámico de otro sistema vivo auto organizado, allí también hay un intercambio de información tal y como las células cardíacas individuales se entonan con sus campos electromagnéticos, así también dos corazones lo hacen. A través de este proceso de entonación (*entrainment*), dos organismos sincronizan sus ritmos independientes y se vuelven un nuevo campo de resonancia. La armonía resultante, combinada con los cambios en los campos individuales crea cambios fisiológicos en los dos organismos. Cuando cada organismo recibe la información del otro, una alteración dinámica del ambiente interno se requiere para mantener el equilibrio. Esta es la razón por la cuál en algunos casos, cuando tenemos un encuentro con una criatura, una planta o una persona, tal vez podamos sentir que nos perdemos a nosotros mismos. Es debido al ajuste que tenemos que hacer para cuando un encuentro produce un nuevo campo "dos en uno". Este es un estado dinámico y cooperativo que resuena en armonía y al vez es más grande que sólo la suma de las partes. La potencia de la coherencia es mayor entre dos personas que en una sola, esto explica porque un paciente necesita a un practicante para asistir en una sesión biodinámica

FRACTALES

Este es un simple pero ingenioso campo geométrico novedoso presentado en 1975 por Benoit Mandelbrot. Los fractales están basados en una fórmula matemática en la cual comienzas con un numero 1, multiplicado por si mismo (1x1=1), sumas el mismo número a esta nueva suma (1+1=2) y después comienzas todo el proceso nuevamente con la nueva suma (2x2=4 y 4+2=6; 6x6=36 y 36+6=42) y así sucesivamente *ad infinitum*. Los fractales describen los patrones de vida que siempre se repiten como auto similares, mismos que se encuentran contenidos dentro de sí mismos y uno dentro de otro, la teoría fractal reconoce la relación entre el todo y los patrones asi como la relación de los patrones con sus partes. La naturaleza utiliza la geometría fractal viviente para crear organismos. Los *bronchi*, las ramas de proteínas en la matriz celular y las membranas celulares son todos expresiones de patrones fractales. Uno de los patrones fundamentales en la naturaleza que crea formas vivientes fractales es el patrón de la figura del ocho o lemniscado descrito mas adelante (ver lemniscado en este mismo apéndice).[26]

IGNICIÓN / ENCENDIDO / ARRANQUE

Tradicionalmente, el "encendido" o ignición ocurre en el tercer ventrículo dentro de los núcleos talámicos que actúan como el centro o armadura del sistema de ignición/encendido (este sistema mantiene el poder de la potencia en el fluido cerebroespinal). Aun cuando estoy de acuerdo en que el tercer ventrículo es el sitio del encendido en el sistema nervioso central, creo que en nodo sinoauricular es el mayor centro primario de ignición del cuerpo. Puesto de manera simple: el aliento de vida enciende el poder de la vida dentro del cuerpo desde el nodo sinoauricular.

La ignición sucede muchas veces durante el curso del desarrollo humano: está presente en su concepción; vuelve a ocurrir alrededor del séptimo día, cuando se manifiesta como el rasgo o línea primitiva (asi como las tres líneas medias estructurales que se forman alrededor de esta); se encuentra activo un sinnúmero de veces mientras el feto está en formación; está presente en el nacimiento durante la primera respiración diafragmática; es la fuerza responsable de los despertares; podemos sentirla cuando entramos en comunión con la naturaleza; se manifiesta como auto-realización; y empodera al espírtu a dejar el cuerpo al morir.

Podrás sentir esta ignición en una sesión cuando el aliento de vida emerge como un rayo que ilumina la percepción, los pacientes han reportado que durante estos momentos pueden sentirse como un recarga profunda de energía. El Dr. Jealous caracteriza la ignición como la infusión de poder del aliento de vida en los campos metabólicos del organismo. La ignición produce la energía necesaria para los procesos trópicos y metabólicos; para la sanación, inmunidad y percepción; y para la integridad de la conciencia y su evolución continua. La ignición es la fuente del poder durante un estado neutral mientras va creando los ajustes y cambios automáticos en cada *fulcrum* o centro de contacto en relación a la línea media; crea también el movimiento en los cambios automáticos de estos puntos, lo cual espresa el poderl del movimiento, la función, la forma y la estructura, una dinámica espacial que es creada desde esta llama vital.[27]

Cuando la línea media se enciende, parafraseando la hermosa descripción del Dr. Jealous, el poder irradia en todo el organismo y recarga al ser completo; por lo tanto, los movimientos en todo el cuerpo son efecto de la respiración primaria. La ignición, continua Jealous, espiritualiza la materia, moviéndose a través de las aguas de la vida que respiran en la arcilla húmeda indiferenciada (mesénquima) para producir la forma. Es así que a medida que la respiración primaria se mueve a través de la mesénquima va armando su propio plan de acción, lo cual se transmuta en si mismo como los tejidos necesarios.

La ignición espiritualiza o acelera la percepción individual con una capacidad de conciencia y compasión. Esta inteligencia espiritual tiene billones de años de edad; esta no es la inteligencia humana derivada del ego, que es una cubierta polarizada que secuestra y se protege a sí misma de su espíritu. La ignición es la chispa que prende el fuego interno, que en su momento crea la luz, el amor y la vida. La ignición produce respiración primaria cuya potencia infunde vida en las lesiones.

La causa de la ignición es un misterio, ya que la respiración primaria es acausal y no linear. En embriología, la forma humana nace en un tiempo no linear, viene de una misteriosa capacidad que no es accesible o cognoscible a la mente, como un fractal que crea patrones nuevos similares a sí mismo, lo cual origina el siguiente patrón que se basa en todo lo anterior para producir una creación única.

EL PLAN EVOLUTIVO INHERENTE COMIENZA CON LA MÁXIMA: CONÓCETE A TI MISMO

Uso este término para representar un proceso universal misterioso que se auto activa una vez que conscientemente y de manera somática/corporal permites que el aliento puro de amor tome el completo control de tu vida. Este permiso es quizás nuestra primera y verdadera opción primaria.

Es un voto de alinear nuestros pensamientos, sentimientos y voluntad con la vida. Si eres sincero el aliento de vida literalmente tomará el control de tu vida e iniciará tu plan evolutivo inherente.

Tal como lo has observado en el plan inherente de tratamiento con tus pacientes en las sesiones, tu plan evolutivo inherente es intrínsecamente económico. No se desperdicia el esfuerzo, y no sufres ni un minuto más de lo necesario para que se re sincronizen tu cuerpo, mente, alma y espíritu con tu destino. Aun así, este es es un umbral que muy pocos llegarán a cruzar.

¿Por qué? Porque para tener éxito tendrás que enfrentarte a cada resistencia que tengas a conocerte en tu totalidad, todas las partes que evitas o te niegas a reconocer. El amor incondicional hace que estos aspectos despreciados de ti mismo se revelen totalmente transparentes, y el proceso puede ser muy doloroso; va a requerir de todas las habilidades que has desarrollado hasta ahora, junto con una gran dosis de autocompasión.

Recuerda: tu destino está siempre sincronizado con el plan divino; de hecho, tu destino ES el plan divino para ti. El plan evolutivo inherente sincroniza coherentemente tu vida presente condicionada, tal y como es, con tu destino. El aliento de vida es tu esencia (no es otra) y se expresa a si misma a través de tu sistema mente-cuerpo en gradaciones infinitas de tonos sensuales, como tu sensibilidad. Cuando cesas la guerra interna, tu sensibilidad transmuta en una sensación corporal completa. Si no eres capaz de permitir incondicionalmente que la cualidades tonales de tus sensaciones corporales existan, tal y como son, entonces estás en guerra contigo mismo.

Estar en esta batalla contigo mismo pinta tus emociones con los tonos de tu ego herido, que a través de la reactividad, resiste el libre flujo de tu sensibilidad. Entonces, tal y como el estrés cambia la matriz líquida cristalina y la vuelve un gel, la resistencia a tu ser verdadero endurece la fluidez espontánea de tu sensibilidad corporal, previniéndote de la posibilidad de descifrar tu parte en el plan divino. Esta asincronía se hace presente en todas partes en tu sistema mente-cuerpo como sentimientos de culpa, vergüenza, duda, autodesprecio y miedo, por nombrar solo algunos. Cuando estos sentimientos se vuelven tan insoportables que se proyectan en otros, o hacia eventos externos y en general hacia el mundo, entonces el ciclo destructivo de la guerra interior empieza a lanzar bolas de nieve.

Puedes fácilmente ver los resultado de esta disposición colectiva en nuestro mundo asolado por la guerra, en nuestros políticos, y en el acercamiento adverso que tiene la medicina para tratar la enfermedad. Si tu atención está fija en cualquier aspecto de la guerra interior estás usando la potencia del aliento de vida en eso, en lugar de usarlo para asistir la completitud, la salud y la evolución de la conciencia.

Permitir al plan evolutivo inherente que surja es muy retador, no sólo porque le proceso revela las partes de ti mismo que odias, sino porque también revela las más preciosas, tiernas y vulnerables partes de tu ser, una sabiduría universal, de billones de años de edad, conocida en la tradición Gnóstica como *Sophia*. Esta inteligencia sublime provoca o desencadena vida consciente en la materia, y ha estado presente desde los principios de la vida en la tierra como la conciencia presente en los seres unicelulares. Esta conciencia ha evolucionado en una magnífica criatura auto consciente comprimida en una comunidad de cincuenta trillones de células: TU.

Sophia es la principal función de navegación estable que se manifiesta en todo tu cuerpo como sensibilidad y sensualidad corporal. Una vez que te aclimatas a esta nueva forma de ser, percibir y navegar, esta sabiduría procede a re-maternarte o paternarte amorosamente a tu condicionado sistema mente-cuerpo profundamente hasta el nivel de sus partículas submoleculares, hasta que logres alcanzar una sincronización total con el aliento puro de amor. Todo esto ocurre de acuerdo con un preciso plan inherente de evolución, que está basado en tu destino, y esta alineado con el plan divino o la matriz holográfica. De esta manera no experimentarás más un sufrimiento desmedido durante este proceso de re-paternidad. Después de todo, esto es, en esencia, amor incondicional volviendo a si mismo, volviendo a ti.

Consecuentemente, tu percepción sensorial somática se estabiliza como un testigo a la vez que un participante sensible, y va madurando como una encarnación consciente unificada en total sincronización con el aliento de vida. Alcanzas entonces una realización consciente y somática de que tu conciencia (infinito) y tu sistema mente-cuerpo (finito) son dos aspectos del mismo misterio a través del cual la quietud se expresa como forma, y que siempre regresa a esa quietud, esto dirige a un proceso más profundo consintiendo (o simplemente mirando con asombro), mientras lo finito e infinito emergen en una unión amorosa.

Es entonces cuando la fiesta realmente comienza: El Aliento de Vida (como tu percepción consciente), se infunde completamente en tu sistema mente-cuerpo hasta su núcleo, y sientes que estas áreas que anteriormente sentía como rotas, dementes, fracturadas, disasociadas, débiles e inservibles son ahora amadas de manera incondicional *tal y como son*. Esta comprensión continuará profundizándose mientras sigas habitando tu cuerpo.

La profundidad de esta infusión es tal vez la fase más difícil en la cual lograr relajarse y no tratar de cambiar o arreglar nada, pero una vez que te sientes confortable aquí tu nueva perspectiva ayudará a cambiar tu vivencia de sufrimiento por el resto de tu vida. En el pasado reaccionaba de forma horrible, siempre insoportablemente atento a las partes despreciadas de mi personalidad y biografía. Estas reacciones significaron dejar muchos restos a mi paso, incluso mientras observaba sin poder hacer nada al respecto. Hoy en día cuando surgen situaciones similares no me siento tan empujado desde esta subjetividad como antes. A pesar de que aún puedo sentir intensamente no actúo basado en estos sentimientos en forma inconsciente. Soy más capaz de estar conmigo mismo como testigo, experimentando en profundidad quién soy pero sin reaccionar. Esta es una sensación encarnada de nos separación entre la conciencia, el que siente y el que observa.

La inquebrantable presencia de la quietud es una experiencia encarnada que te permite observar un aspecto desagradable de ti mismo como si le pasara a alguien más. Sin embargo, sientes todo profundamente y lo aceptas, incluyéndote a ti mismo tal y como eres. Cuando esta nueva disposición toma lugar, nunca más evitarás o tratarás de arreglar nada acerca de ti, en su lugar podrás relajarte mientras el aliento de vida infunde libremente esas áreas problemáticas, reconfigurando los aspectos intertes de tu sistema mente-cuerpo hasta que estos logren conectarse con el todo. Puedes leer a Saniel Bonder: *Waking Down*, Despertando hacia abajo para una discusión acerca de la no separación entre la conciencia testigo y la experiencia encarnada.

LEMNISCATA

En su forma más simple bidimensional, una lemniscata es un figura de ocho, pero como un patrón fundamental de movimiento viviente, en realidad desafía a la descripción.[28] Como un patrón fractal fundamental de la vida, la lemniscata es una figura de ocho no linear, multidimensional, multidireccional y en constante cambio. Como una cinta de Moebius, este desconcertante movimiento en figura de ocho expresa los patrones por lo cuales las fuerzas formativas crean organismos vivos . El centro de este complejo abanico de figuras y patrones hay un fulcrum, o punto de quietud, que esta en constante flujo, alterando su posición constantemente para acomodar las influencias externas e internas que impactan su función.

las fuerzas externas entran en este punto de apoyo fluyente a través de un conjunto fractal ilimitado de lazos lemniscados que regresan desde la periferia y tocan el centro para proporcionar al organismo nueva información que lo cambia.

La lemniscata emana entonces desde el centro hacia la periferia nueva información que refleja el cambio corporal. Este proceso se repite infinitamente. Esto crea una matriz fractal en constante cambio que comunica al organismo (el centro) y el Aliento de Vida (la periferia).

Puedes sentir esta unión entre las dimensiones longitudinal y transversa en los patrones que se van moviendo en el cuerpo fluido de tu paciente. En tu propio cuerpo, el campo electromagnético del corazón produce esta lemniscata que forma un campo toroide holográfico complejo que irradia en bucles desde el infinito y de regreso en un fracta indefinible; contactas con este proceso y puedes apreciarlo directamente a través de tu percepción cardíaca y la conciencia despierta de tus sensaciones somáticas.

Por ejemplo: si observamos el flujo sanguíneo, aún cuando pueda aparecer como lineal, en realidad se mueve como la cinta de Moebius, en dos corrientes separadas que se vuelven espiral alrededor del vacio central o vórtex de quietud. Más de un tercio del torrente sanguíneo es en realidad espacio, que es el centro de quietud que provee la potencia para propulsar el flujo, que a la vez determina la figura de ocho que se forma.[29]

El agua juega aquí un importante rol adicional (ver más adelante en este apéndice sobre Agua). La mesénquima es la matriz que es la madre de éstas funciones como veremos a continuación.

MESÉNQUIMA

La mesénquima es una substancia de potencial puro que es capaz de transmutarse en muchos diferentes tipos de tejidos, basada en el tipo de fuerza a la cual se encuentre sujeta. Es muy importante entender el papel de la mesénquima en la embriología. La mesénquima puede equipararse a una matriz acuosa, o una piscina transparente, es una plantilla en la que la fuerza de la respiración primaria se combina con la levedad y la gravedad para crear todas las funciones corporales, incluyendo la sensibilidad.

La notocorda, hecha de mesénquima, es el punto de quietud físico, la referencia vertical del haz de quietud, para la formación del cuerpo. Al dividirse la notocorda en segmentos produce somitos que después se direncian en discos intervertebrales, vértebras, nervios, sangre y vasos linfáticos. Músculos dermatomas sensoras de la piel. Las meninges (o sistema membranoso) también se deriva de la mesénquima, sus duplicaciones son causadas por el acelerado crecimiento del cerebro que las estira, contrae y duplica.[30] Los huesos craneales se originan en la membrana dural que se condensa hasta convertirse en hueso debido a la presión ejercida en ella por el crecimiento acelerado del cerebro. Se abren espacios entre los huesos del cráneo, los nervios y los componentes vasculares pasan a través, después el espacio se cierra nuevamente, creando asi los canales intervertebrales y las variadas foraminas en el cráneo. Cuando se estiran, las meninges crean espículas y procesos en los huesos craneales, procesos de esfenoides, crista galli de etmoides, porción pétrea de temporales, etc. La base del cráneo, también derivada de la mesénquima, se forma por la compresión que recibe entre el cerebro en rápido crecimiento y el corazón descendiendo que colinda con el cerebro desde abajo. La base del cráneo es la parte que mayor tensión resiste en todo el cráneo, debido a que tiene que sostener el cerebro, contiene una mayor cantidad de cartílago que el neurodranium membranoso.

La cara, el intestino anterior, la glándula pituitaria, la pineal, el corazón y el diafragma se forman en la punta de la notocorda. Desde esta punta el corazón primigenio se mueve hacia adelante y hacia abajo, mientras el cerebro crece y se forma la cabeza. La arterias carótidas se encuentran localizadas en la porción pétrea de los temporales en el esfenoide, donde el corazón empieza en la línea media. El diafragma se origina en la mesénquima ventral pre-esfenoidal, antes de que el corazón descienda.

La mesénquima es también el origen o la fuente del tejido conectivo, y forma virtualmente todos los músculos, la sangre, los vasos sanguíneos y linfáticos, el corazón, el cartílago, el sistema esquelético, el sistema urogenital, los riñones, revestimiento mostelial del pericardio, la pleura, las cavidades peritoneales. Virtualmente el sistema completo de comunicación del cuerpo se origina a partir del mesodermo.

El mesodermo no aparece hasta alrededor del día quince, antes de esto, el embrión posee solamente ectodermo y endodermo. El eje eléctrico que se crea debido a las polaridades entre el ectodermo y el endodermo forma la línea primitiva, que comienza en la cola del embrión y se eleva hacia arriba. La proliferación muy rápida de células crece desde la parte superior de la línea primitiva. A medida que las células se vierten desde la capa ectodérmica, pasan en todas las direcciones entre el ectodermo y el endodermo, y se convierten en mesodermo inter embrionario. Luego, diferenciando en las tres capas, el mesodermo se divide en la placa paraxial, intermedia y lateral, todo lo cual desarrolla las estructuras mencionadas anteriormente. Después de que el embrión crece, la línea primitiva permanecerá en el cóccix para convertirse en un centro de ignición para la corriente de vida ascendente. En el extremo craneal, la vena primitiva es el nodo primitivo que se convierte en el canal neuro entérico, el sitio para el desarrollo de la notocorda. Como una reminiscencia del mito del árbol de la vida, la notocorda procede a desarrollar una varilla vertical de mesodermo desde lo alto de la línea primitiva, como el tronco de un árbol. Una vez allí esta varilla se divide de arriba abajo para formar los segmentos embriológicos de la columna vertebral, los discos intervertebrales, musculos y las dermatomas en la piel, y el cuerpo florece desde allí. La notocorda liga el saco vitelino con la cavidad amniótica, lo cual contribuye mas tarde a llevar líquido amniótico a los ventrículos para convertirse en fluido cerebroespinal. Entonces, el tubo neural, que se forma cuando el ectodermo invagina "piel" desde afuera trayéndola hacia adentro para crear un tubo interno, conectado con el tubo intestinal que recubre las tripas, el endodermo. El cerebro y los intestinos secretan hormonas similares para el control del dolor.

LÍNEA MEDIA

La línea media es una línea vertical de quietud cuyo campo bioeléctrico conforma un potente haz de referencia alrededor del cual la matriz holográfica ordena toda la función y estructura durante la gestación embrionaria, el mantenimiento, la curación y la evolución de la conciencia. Es el punto a partir del cual se organizan las funciones y estructuras de todo el cuerpo durante el proceso de embriogénesis. Por lo tanto, la línea media desafía a la descripción porque se manifiesta en diversas formas. Energéticamente, es un eje no lineal, multidimensional en forma toroidal con un centro de quietud a través del cual opera tu percepción cardíaca. Corporalmente, existen tres líneas medias alrededor del endondermo, el mesodermo y el ectodermo desarrollado en el tubo gástrico, la notocordia y el tubo neural respectivamente (ver más adelante). Los puntos terminales para estas tres líneas medias estructurales asi como la línea media original son el tercer ventrículo y el cóccix.[31]

El Dr. Jealous dice que la línea media es el punto de organización de la quietud para la marea antes de distribuirse por todo el cuerpo. También indica que una línea media balanceada es el punto de orientación para todos los puntos de quietud o contactos de cambio automáticos suspendidos. Existen potenciales bioeléctricos guardados en el centro del cerebro (la armadura) pero la carga es sostenida por la potencia contenida dentro de la línea media fluida en los ventrículos del cerebro y en la cuerda espinal de la dura.[32]

En el momento de la concepción la primera función de la línea media surge como un sistema de auto reconocimiento, que tal vez haya surgido como una respuesta fluida a la marea. Esto no se sabe como un hecho, pero la evidencia es bastante irresistible: la línea media original crea la línea primitiva que contiene un núcleo de quietud alrededor del cual ocurre una fluctuación de fluido que responde de manera directa a la marea. Ha sido demostrado que de la línea primitiva emanan corrientes que van más allá del cuerpo y regresan entrando en el embrión guiando la migración de las células para que produzcan forma. Estas corrientes emanan desde la cresta neural, abriendo así la posibilidad de que el sistema nervioso sea la forma física y anatómica que es la extensión de este campo original de formación, la línea media original. Este campo original es el centro gravitacional del cuerpo que existe antes de la formación de la línea primitiva y emana corrientes a través del embrión durante su formación.[33] También debemos recordar que de acuerdo con Larsen, las fibras que se convierten en el Nodulo sinoauricular se originan desde la placa neural.[34] Esas células marcapasos que originalmente rodean al embrión y emanan un campo toroide con una línea media de quietud en su centro. Es mi sentir que el centro de quietud dentro de este campo toroidal electromagnético es el punto de quietud o contacto primario organizacional que dirige la formación de la línea primitiva, el notordio, el tubo neural y la línea media entérica. El hecho de que el corazón sea conocido como el conductor de la función corporal en relación al medio ambiente avala esta teoría.

Por otro lado, el óvulo se polariza y el punto en donde el espermatozoide penetra en su forma genera el eje organizacional para el resto de la actividad de la división celular en el embrión. Entonces, ¿es ésta la fuente de la polaridad? ¿Quizás este punto de entrada original es lo que sienta las bases para todo el desarrollo futuro, incluyendo el nodo sinoauricular, el campo cardíaco, la línea primitiva, la notocordia, el tubo dural, y el tubo gástrico? Estar quieto y saber.

Aun cuando existen muchas líneas medias, el cuerpo posee tres líneas medias estructurales fundamentales que se originan de las tres capas derivativas. Puedes percibir cada línea media funcionalmente en la estructura de su línea media anatómica correspondiente:

1. ECTODERMO, tubo neural. el ectodermo forma la línea media fluida de líquido cerebro espinal. Los ventrículos y

el tubo neural, que por sí mismo da nacimiento al sistema nervioso central, las neuronas somatomotoras, branquimotoras, neuronas presináticas autonómicas, nervio óptico y retina, y la pituitaria posterior. El ectodermo superficial da lugar a la superficie corporal de la epidermis, sudor, sebáceo, glándulas mamarias y lagrimales, uñas, cabello, esmalte dental, conjuntiva, epitelio oral y nasal, meatus auditivo interno, pituitaria anterior, oído interno y lentes de los ojos. La cresta neural da origen a las neuronas sensoriales periféricas, neuronas postsinápticas, ganglios, la médula adrenal, melanocitos, y de manera única, también de la cresta neural surgen las células marcapasos, los huesos cervicales y craneales y el tejido conectivo.

2. MESODERMO, notocordia. La notocordia es la línea media vertebral (anterior), que da origen al núcleo pulposo, que el punto de quietud o contacto de la espina dorsal. Las columnas paraxiales del mesodermo se desarrollan en los somitas segmentados que forman el músculo esquelético, el hueso, el tejido conectivo, los dermatomas, la dermis del cuerpo posterior y la duramadre. El mesodermo intermedio crea las gónadas, los riñones, los uréteres, el útero y sus tubos, la vagina superior, el conducto deferente, el epidídimo y sus túbulos, las vesículas seminales y los conductos eyaculadores. El mesodermo de la placa lateral forma la dermis del cuerpo ventral y su fascia superficial los huesos y el tejido conectivo de las extremidades, la pleura y el peritoneo, y el estroma del tejido conectivo del tracto gastrointestinal. Finalmente, los mesodermos cardiogénicos forman el corazón, la sangre, los vasos sanguíneos y el bazo.

3. ENDONDERMO, tracto gastrointestinal. El tubo intestinal es la línea media ventral, que se compone de su propio sistema nervioso entérico. Por lo tanto, es una extensión de la *lamina terminalis* y de la notocorda (que

son la parte posterior del cerebro y la línea vertebral anterior, respectivamente). El endondermo da lugar a revestimientos de las tripas, las glándulas mucosas, el parénquima del hígado y el páncreas, los revestimientos de las vías respiratorias de la laringe, la tráquea y el árbol bronquial, la tiroides, las amígdalas, el estómago y los intestinos. Las bolsas faríngeas, parte del intestino anterior, elevan el epitelio en el tubo auditivo y el oído medio, las criptas de las amígdalas palatinas, la glándula timo, las glándulas paratiroides y las células C de la glándula tiroides. La cloaca da lugar a la vejiga, la uretra y sus glándulas, el vestíbulo, la parte inferior de la vagina y el recto. La línea media ventral comienza en los 3V, desciende a lo largo del tubo intestinal y conexiones funcionales del corazón, plexo solar, quilo cisterna, ombligo y cóccix.

Funcionalmente, la línea media es un punto de quietud o contacto espacial para el desarrollo y la función de todas las estruturas descritas anteriormente. Existen también relaciones corolarias. Por ejemplo el ombligo se relaciona con la línea media a través del hara o *dan tien*, que de acuerdo con la medicina Taoísta es el centro de distribución de todas las energías que emenana desde la línea media.[35] También el cóccix y el sacro necesitan tener libertad de movimiento, no sólo porque mantienen la fluidez en la espina lumbar, sino también porque mantienen la integridad de la línea media como un todo. Las articulaciones sacro-ilíacas poseen un mecanismo de fluido que se acomoda al movimiento involuntario de la respiración primaria.

Si la integridad de la forma de la articulación se ve comprometida, interrumpe el movimiento involuntario en toda la línea media y su función se ve afectada negativamente. Cuando el balance y la forma original de restauran, se pueden acomodar a la respiración primaria por lo que el movimiento involuntario sano y natural regresa y la línea media de vuelve a balancear.

El Dr. Sutherland entendía esto a cabalidad, su estudiante el Dr. DeJarnette desarrolló un protocolo completo de tratamiento para este mecanismo de la articulación sacroilíaca para restaurar la línea media usando bloques en la zona pélvica sobre los cuales el paciente podía acostarse a descansar, basado en la premisa de que al corregir una parte de la línea media ésta eventualmente se corrige en su totalidad. También puedes agregar a este tratamiento un punto de contacto inerte usando lo que el Dr. Becker llamó el contacto sacro de tres puntos; si tu contacto logra estar entonado con el poder de la inercia el sistema responderá abriéndose en la línea media durante la inhalación de manera que las partes se reconecten con el todo y se reestablezca el balance en toda la línea media. Vale la pena repetir que las tres líneas medias convergen en dos puntos finales anatómicos, la *lámina terminalis* y el cóccix, al igual que la línea media del campo electromagnético toroidal del corazón.

EL MARCAPASOS DEL CORAZÓN

> "El músculo cardíaco posse una ritmicidad cíclica que permite al latido del corazón originarse y ser conducido a través del corazón sin una estimulación extrínseca; ninguno de los componentes del sistema de conducción puede ser visto de manera generalizada pero su localización puede ser observada. El nodo sinoauricular o marcapasos se localizan en la pared posterior del atrium derecho (la pared superior derecha del corazón, cerca de la espina dorsal). El Nodo sinoauricular inicia el ciclo cardíaco al producir un impulso eléctrico que se esparce sobre ambos atrios causando que se contraigan simultáneamente."[36]
>
> — KENT VAN DE GRAFF, *CONCEPTS OF HUMAN ANATOMY*.

El nódulo sinoauricular es el *fulcrum* central a través del cual el Aliento de Vida entra a tu cuerpo.[37] En sesiones he sentido repetidas veces que este nodo es el portal para la distribución de la marea larga; a medida que la marea larga emerge desde el horizonte y emerge dentro del cuerpo se concentra en el NSA y en la línea media. Mi sensación es que el Nodo Sinoatrial es como una puerta giratoria para que la potencia entre y salga de la línea media: durante la inhalación el NSA recibe la potencia en la línea media que después la distribuye hacia todo el cuerpo; durante la exhalación, mientras la potencia retrocede, sale a través del NSA regresando a la matriz universal.

Si tienes acceso al estado de desarrollo no dualista podrás sentir como tu NSA es contigua a la quietud dinámica que es el punto de encuentro para lo humano (finito) y el Ser (infinito). Oschman reporta que los investigadores modernos han medido el campo producido por la actividad eléctrica del corazón que se origina desde el NSA concluyendo que: "el campo biomagnético del corazón se extiende indefinidamente en el espacio. Mientras su fuerza disminuye con la distancia, no podemos decir que hay un punto en el cual termine".[38]

DETALLES EMBRIOLOGICOS DEL NODO SINOAURICULAR

Después de migrar desde el mesodermo espláctico en la línea primitiva, las futuras células marcapasos se originan como aglomeraciones de mesénquima en el saco vitelino para formar las células sanguíneas. Alguna células se convierten en marcapasos originales, que emanan un campo electromagnético y empiezan a latir para crear y mantener la circulación de la sangre antes de que se forme el corazón. Una vez que se da el primer latido en una de éstas células marcapasos, arrastra a las subsiguientes hasta que son millones de células marcapasos las que están latiendo como una unidad coherente que se encuentra totalmente sincronizada en sus patrones armónicos de oscilación. Esto crea el campo holográfico electromagnético de forma toroide que rodea al embrión y que ya posee una línea central de quietud en su núcleo.

El nodo SA es el núcleo de la percepción del corazón, que es un órgano sensorial que responde dinámicamente a lo que percibe. Debido a su magnitud de coherencia, el corazón puede percibir infinitos matices en la calidad electromagnética del pulso sanguíneo y regula los latidos en consecuencia. El campo electromagnético original en forma de toroide que emana de las células del corazón impregna el embrión y se irradia al entorno. En función de la información que se recibe del exterior, el NSA responderá cambiando la calidad de su campo electromagnético en consecuencia, el cuerpo cambiará su función y forma según lo conduzca el campo cardíaco auto emergente. McCratry comenta: "el corazón puede considerarse como una oscilador armónico dinámico no lineal".[39] Las células marcapasos no necesitan tocarse entre sí debido al efecto del campo emergente, en el que cada célula emite su propio campo electromagnético que se sincroniza con todas las demás células marcapasos; colectivamente, todo el cuerpo se sincroniza con su ritmo debido al campo iónico altamente cargado de los fluidos del cuerpo.

Cuando el embrión se convierte en una placa estratificada de células que se encuentran mayoritariamente en un plano, los vasos que se convertirán en el corazón migran en un grupo hacia la parte superior de lo que más tarde será el cerebro. Cuando las células de la placa neural de pliegan debido al rápido crecimiento del cerebro, los tejidos del corazón descienden por debajo del cerebro. Durante esta etapa, el *septum transversum*, que se convierte en el diafragma y el mesenterio ventral del intestino están por encima del corazón. A medida que el corazón desciende y se pliega por debajo de la placa neural, le sigue el septum transversum, que lleva el tejido del mesénquima y todas las demás estructuras relacionadas con él. Así a medida que el mesénquima avanza y desciende desde la punta de la notocorda, transporta las estructuras que le siguen en su camino: los ojos, el viscerocráneo (cara), el intestino anterior (boca), el corazón, el diafragma y el mesenterio intestinal.

En resumen, el campo cardíaco primero rodea al embrión y conduce el desarrollo embrionario, luego migra por encima del cerebro y finalmente se instala en el centro del cuerpo para ocupar su lugar como conductor de la vida.

CUERPO DE FUERZA – CUERPO DE POTENCIA

El cuerpo de fuerza es la expresión universal del cuerpo de un paciente que ocurre una vez que el cuerpo fluido se ha transmutado en potencia en la marea larga. Durante el balance fluido de la tensión en la marea fluida, la quietud se profundiza; mientras emerge desde afuera, va entrando en el cuerpo fluido del paciente y se transmuta en fuerza o potencia. Este cuerpo potente o de fuerza se expande en el horizonte, después de lo cual la respiración primaria en la marea larga comienza. El nivel de conciencia correspondiente es el sutil y el cuerpo de fuerza es lo que los médicos antroposóficos llaman "cuerpo astral".

CAMPO VITAL AUTO ORGANIZADO

Es la antigua inteligencia celular acumulativa de la respiración primaria que respira dentro del cuerpo fluido, cuya influencia se extiende más allá del cuerpo. Conocida también por los médicos antroposóficos como "cuerpo etérico".[40]

SISTEMA AUTO REGULATORIO

El sistema auto regulador o auto regulatorio es la matriz, la sustancia líquida primordial, que baña por fuera y a la vez vive dentro de todas las células, proveyendo los medios para la comunicación a través de todo el cuerpo, la interconectividad, la percepción coherente y la respuesta. El sistema auto regulador comunica información vibratoria cuántica de manera simultánea a través de todo el cuerpo a la velocidad de la luz (incluso más rápido) a través del proceso de la coherencia. Diversos autores han propuesto que el orígen de esta comunicación se extiende entre el campo de coherencia cardíaco, las células gliales del sistema nervioso, el tejido conectivo, los neuropéptidos, la luz super radiante de los enlaces de hidrógeno en el agua, la substancia líquida primordial y el comportamiento líquido cristalino en las proteínas dentro de las membranas celulares de los organismos vivos.

REACCIONES AL TRATAMIENTO

Cualquier reacción al tratamiento reportada por tus pacientes durante o después de una sesión son indicaciones de que su sistema cuerpo-mente no pudo ajustarse a los cambios que tu introdujiste en la sesión. Estas reacciones no ocurren en un paciente en una sesión biodinámica si el practicante está en la disposición neutral y permanece en un estado de no hacer, confiando en que la respiración primaria exprese libremente el plan inherente de tratamiento y su secuencia. (La inteligencia de la respiración primaria hace cambios coherentes en el sistema del paciente, para lo cual toma en cuenta cualquier ajuste fractal requerido para asegurar la homeostasis para el bienestar de la totalidad). Cuando tu paciente haya reportado reacciones al tratamiento, esto indica que en algún momento saliste de la disposición neutral pasando a un estado activo de hacer más que de permanecer. Los vectores que se introdujeron crean un desbalance en la homeostasis alrededor de todo el cuerpo y la función se altera, lo cual altera los reflejos correctores, el sistema vestibulococlear, el sistema vasomotor, el nervio vago y su influencia en el sistema de los órganos y generalmente perturba el delicado equilibrio entre el sistema nervioso simpatico y el parasimpático.

Las reacciones al tratamiento son mediadas por las respuesta de pelear o huir debido a que los cambios introducidos son muy lineares para el delicado campo fractal viviente de la respiración primaria. Algunos de los síntomas de esta interferencia pueden incluir mareos, desmayos, desorientación, náuseas, pérdida del equilibrio, ansiedad, vigilancia incrementada, tensión en todo el cuerpo e incluso dolor que aumenta después de la sesión.[41]

DESENROLLANDO (REVELANDO O CORRIGIENDO)

Un paciente abrumado puede tener como respuesta el quedarse congelado o apagado. Es como una zarigueya que juega a hacerse muerta como estrategia de supervivencia. Puede haber una disociación de las sensaciones corporales o exhibir una expresión disociativa caracterizada por movimientos corporales que se repiten mecánicamente, aveces de forma incontrolada o acompañados de una expresión dramática. Esto se conoce como desenvolvimento o dilatación-relajación en el trabajo craneal biomécanico, que se promociona como un proceso terapéutico profundo.

No obstante, en la biodinámica este movimiento es una respuesta reflexiva al estrés mediada por el sistema nervioso autónomo como un mecanismo de defensa simpatético. Si esta relación o desenvolvimiento ocurre durante la respiración primaria es un llamado de ayuda que confiesa la inhabilidad del paciente para resolver algo que está encontrando o que ha sido introducido a su sistema.

Este proceso de desenmarañar o descontracturar no es un tabú como tal sin embargo si es una señal de alerta de que el punto en el cual el paciente se puede sentir abrumado está cerca, el riesgo es que el paciente puede revivir un momento traumático. Este proceso ocurre cuanto el practicante inconscientemente empuja o va llevando al paciente a hacer que algo pase, normalmente este es un proceso inocente. Existen practicantes con mucha habilidad para este proceso que incluso alardean de su habilidad para "abrir o quebrar" al paciente hasta este punto, lo cual significa que han disparado el proceso.

No es de sorprender que es de este tipo de practicantes de quienes recibo una retroalimentación más virulenta y opuesta a mi postura, no se puede argumentar con un practicante que no haya logrado romper o sobrepasar su propio umbral de práctica eferente.

Francamente esta no es sólo mi opinión, es un hecho concensuado en la biodinámica que se revelará a sí mismo como tal sólo cuando dejes de hacer y comiences a estar en presencia con el paciente.

La única vez que he visto este proceso en una sesión biodinámica es cuando el paciente ya ha sido conficionado para expresaerlo e incluso entonces si no está comprometido, se desencadena por sí mismo. De lo contrario no he visto este proceso de desenvolvimiento en un sesión.

AGUA

Un elemento adicional muy importante en la intercomunicación dentro de la matriz líquida cristalina del cuerpo es el agua. La función de resonancia de los enlaces de hidrógeno en las moléculas del agua guardan información en sus ángulos y por medio de la frecuencia a la cual vibra ese enlace transmiten información específica. También grupos de moléculas de agua se unen y forman una matriz suelta que emite efectos cuánticos llamados super radiancia. Esta transmite información a las otras moléculas por medio de la entonación. Este fenómeno de la resonancia de las moléculas del agua tiene lugar inicialmente dentro del compartimento extracelular y de ahí se transmite a las células a través de las proteínas de las membranas celular para ayudar a regular su función. Los remedios homeopáticos interactúan con éstos y cambian el patrón vibracional de las redes de conexiones líquidas, de modo que el mensaje informativo enviado a las células cambia por sí mismo. Oschmann sugiere que las moléculas del agua vibrando en el compartimento extracelular (la substancia primordial) transmiten sus señales directamente en las células a través de la entonación. La huella vibratoria del agua también transmite información relativa a la función a través de cambios en el estado vibratorio del sistema de tensegridad, incluyendo la membrana celular, el nuclei y los genes. La mesénquima es la matriz acuosa "madre"de estas funciones como veremos a continuación.

LA LEY DE WOLFF

La ley de Wolff establece que la forma y la función de un hueso guiará cambios en su arquitectura interna y en su forma externa. Por lo tanto, un cambio de movimiento que es función precede a un cambio en la forma. La forma previamente considerará cómo la anatomía física, redefinida en forma holística por Blechschmidt quien explica que la forma es función original, que son los micro movimientos de desarrollo que preceden y por lo tanto crean la forma física. Esta definición de la forma ha evolucionado en la biodinámica porque reconocemos y sentimos una inteligencia externa trabajando. Por ello la forma origina un campo tonal de resonancia que existe fuera del organismo. Se manifiesta desde la quietud, primero como potencial y después como un campo que resuena a través de todo el organismo como una impronta de matriz holográfica. Sus pulsaciones crean movimientos centrípetos que se mueven desde el centro hacia la periferia hacia la línea media, mientras los patrones van progresivamente expresando forma. Estos patrones fractales en los fluidos aparecen en forma caótica, y aun así su inteligencia contiene la idea original, la imagen de la forma, como principio ordenador que es responsable de los movimientos creando campos metabólicos precisos, que son los moldes que crean la forma, la estructura interna y el lugar de cada célula en el cuerpo.

Este es un proceso de reducción: el potencial comienza en la quietud, desde la cual la potencia se expresa como un campo emergente de inteligencia, crea micro movimientos en los fluidos de la periferia que migran hacia la línea media. Esta actividad elicita un incremento de moléculas que se juntan en substancias y se convierten en los tejidos que formarán los órganos. Por lo tanto estos signos originales contienen la idea de un principio ordenador que emana una huella, es entonces cuando un órgano se forma en respuesta a esa señal.

El cuerpo entero se origina en respuesta a las señales emitidas por estos movimientos funcionales desde los holo-movimientos periféricos. Un holón es un sistema abierto, auto regulado, que despliega tanto las propiedades autónomas del todo como las propiedades dependientes de la parte. Primero hay gratitud que emana del campo holográfico resonante, creando señales potentes que se convierten en corrientes y movimientos trópicos metabólicos en la periferia.

Todos los órganos muestran este tipo de génesis desde la periferia hacia el centro, es como si una idea o huella inicial impresa surgiera como un campo holográfico, conteniendo el principio geométrico ordenador que se mueve desde la periferia hacia el centro y forma entonces el órgano en respuesta a la función que ya está tomando lugar. La embriogénesis no está modulada por el sistema nervioso central o por la genética hasta las sexta semana. Las fuerzas formativas se originan desde la periferia dentro de la potencia del campo formativo que entonces impacta e infunde los fluidos con movimiento funcional, los fluidos toman entonces las desiciones que crean los movimientos de desarrollo que establecen la forma de los campos metabólicos y se desarrollan en los órganos para acomodarse al movimiento funcional que ya ha sido establecido.

Las fuerzas de la embriogénesis crean al cuerpo y se vuelven fuerzas de mantenimiento, de curación y de integridad pereptual (cómo sentimos, pensamos, percibimos las sensaciones y aprendemos). Cuando las fuerzas de la percepción son liberadas de la identificación egóica que separa al ser, estas misma fuerzas se convierten en las fuerzas de la evolución espiritual por medio de la cual desarrollas tu conciencia no dual, no separada o de completitud. La educación Waldorf y la Medicina Antroposófica están fundadas sobre la base de la continuidad de las formas corporales, de la forma, la salud, la percepción integral y la conciencia.

SOBRE EL AUTOR

Los 50 años de estudio y práctica de Charles, honrando el impulso del Dr. Sutherland han dado a luz al Toque de Quietud.

Después de que una sola sesión de trabajo craneal expandiera su conciencia durante 30 días, Charles comenzó sus estudios en este campo en el año de 1973. Durante ocho años estudió con el Dr. DeJarnette quien fuera entrenado directamente por el Dr. Sutherland.

Durante sus años de práctica craneal en Manhattan, de 1981 a 1989, atendió a personas de todos los ámbitos de la vida, incluidas personas famosas en el mundo de la moda, la fotografía, el arte, el diseño, la arquitectura, el modelaje, el ballet, la ópera, la edición, la escritura, la música, la actuación y la producción de teatro y cine, ejecutivos, políticos, abogados, profesores, inversores y magnates de los medios de comunicación. El 26 de octubre de 1985, Anne Petrie, de *Petrie Productions*, invitó a Charles a conocer a la Madre Teresa en el estreno mundial de su documental en las Naciones Unidas.

Charles ha dado conferencias en *Whole Life Expo*, ha enseñado en el *92NY (New York´s Global Center for Culture, Connection and Enrichment)*, durante tres años escribió *Self-Care Corner* una columna para la revista *Whole Life Times*. El *Cranial Rhytmic Institute* fundado por Charles se dedicó a investigar los efectos de la práctica craneal en la voz de cantantes profesionales en el Laboratorio de Dinámica Vocal del Hospital *Lennox Hill*, dirigido por el afamado especialista de la voz Dr. Wilbur Gould.

Charles tuvo también el privilegio de tener como mentor, durante más de veinte años, al autor Robert Johnson, quien se formó en Suiza con el Dr. Jung.

El impulso médico de Rudolf Steiner inspiró a Charles a crear un sistema de unción para el "cuádruple sistema de órganos" utilizando aceites biodinámicos potenciados, presentando su trabajo original en la Conferencia Internacional de Médicos Antroposóficos en 1995.

Los encuentros espirituales de Charles con las mareas inspiraron su Escuela: Quietud Dinámica, con el objetivo de compartir y enseñar la práctica craneal biodinámica, esto lo llevó a escribir Quietud. Este libro ofrece una transmisión oral directa de la biodinámica de Sutherland basada en las experiencias del autor y los aportes y descripciones de los innumerables estudiantes y practicantes que han tomado su clases.

El contenido de este libro puede apoyarte, independientemente de tu práctica, porque el encuentro con la potencia del Aliento de Vida o del Aliento Puro de Amor puede desafiar a cualquiera...

Charles escribe, ofrece intensivos privados e imparte clases magistrales de *Stillness Touch* en todo el mundo. Vive en Puerto Vallarta con su esposa Julia Aquino, quien ha traducido este libro con la generosa ayuda de sus dos padres profesores universitarios.

El libro más reciente de Charles, Toque de Quietud unión de cuerpo y amor se publicará en español a finales de este año.

Para organizar una Clase Magistral de Toque de Quietud en español o recibir el e-Book gratuito sobre Prácticas de Quietud contacta con: stillnesstouch@icloud.com

https://www.dynamicstillness.com/quietud-dinamica

NOTAS

PREFACIO

1. Sutherland, A., With Thinking Fingers (Kansas City, MO: Cranial Academy, 1962), 91. Sutherland. W., Collected Writings (Fort Worth, TX: Sutherland Cranial Teaching Foundation, 1967), 176–177.
2. Sutherland, W., Collected Writings, 176.
3. Ibid., 176.
4. Sutherland, W. Teachings in the Science of Osteopathy (Fort Worth, TX: Sutherland Cranial Teaching Foundation, 1990), 166–167.
5. McPartland, "The Biodynamic Model of Osteopathy in the Cranial Field," Explore 1 (2005), 22.
6. Post and Cavaliere, Unwinding the Belly (Berkeley: North Atlantic Books, 2003), 115.

CAPÍTULO 1

1. Chetanananda, Dynamic Stillness, 2 Vols. (Cambridge, MA: Rudra Press, 1990).
2. Chogyam, Roaring Silence (Boston: Shambhala, 2002).
3. Ibid.
4. Ho, The Rainbow and the Worm (Singapore: World Scientific, 1998), 24.
5. Lipton, The Biology of Belief (Santa Rosa, CA: Mountain of Love, 2005), 127–143.
6. Alexander, C., The Timeless Way of Building (New York: Oxford University Press, 1979), 500.
7. Petersen, Segmental Neuropathy: The First Evidence of Developing Pathology (Toronto: Canadian Memorial Chiropractic College, no date). Speransky, A Basis for the Theory of Medicine (New York: International Publishers, 1943).
8. Lipton, The Biology of Belief, 49–59. Pischinger, Matrix and Matrix Regulation (Brussels: Haug International, 1991), 83–89.
9. Ho, 139.
10. Oschman, Energy Medicine (Edinburgh: Churchill Livingstone, 2000), 48.
11. Blechschmidt, The Stages of Human Development Before Birth (Philadelphia: W. B. Saunders, 1961), 13.
12. Becker, R., Life in Motion The Osteopathic Vision of Rollin Becker, DO (Cambridge, MA: Rudra Press, 1997), 30.
13. Klocek, Seeking Spirit Vision (Fair Oaks, CA: Rudolf Steiner Press, 1998), 263.

NOTAS

14. Sutherland, W., Collected Writings, 132 and 142. Magoun, Osteopathy in the Cranial Field, 1st Ed. (Fort Worth, TX: Sutherland Cranial Teaching Foundation, 1951), 15.
15. Blechschmidt, Biokinetics and Biodynamics of Human Differentiation (New York: Charles C. Thomas, 1978), xiv.
16. Ibid., xiii.
17. Lipton, 62. Grossinger, Embryos, Galaxies and Sentient Beings (Berkeley: North Atlantic Books, 2003), 282.
18. Cotman, The Neuro-Immune-Endocrine Connection (New York: Raven Press, 1987), 2. Lipton, "Cellular Consciousness," http://www.brucelipton.com.
19. Cannon, The Wisdom of the Body (New York: W. W. Norton and Company, 1939).

CAPÍTULO 2

1. Pearce, The Biology of Transcendence (Rochester, VT: Park Street Press, 2004), 128–152.
2. Bonder, Waking Down (San Rafael, CA: Mt. Tam Awakenings, 1998), 40–48.
3. Saraswati, Science of Soul (New Delhi: Yoga Niketan Trust, 1964).
4. Bonder, 25.
5. Lipton, 86–87.
6. Ibid., 86–87.
7. Jung, The Psychology of Kundalini Yoga (Princeton, NJ: Princeton University Press, 1996), 191. Woodman, Dancing in the Flames (Boston: Shambhala, 1996).
8. Bonder, 84–98.
9. Larre, Rooted in Spirit: The Heart of Chinese Medicine (Barrytown, NY: Station Hill Press, 1995), 6–26 and 174–175.
10. Buhner, The Secret Teachings of Plants (Rochester, VT: Bear & Company, 2004), 71–88.
11. Ibid., 71–88.
12. Lipton, 86–87; also online at http://www.brucelipton.com/article/insight-into-cellular-consciousness.
13. Saraswati.
14. Bonder, 104–108.
15. Bonder, 25.
16. Cohen, The Voice of Heart (self-published).
17. Jensen, ed., C. G. Jung, Emma Jung, and Toni Wolff (San Francisco: The Analytical Psychology Club of San Francisco, 1982), 25–26.

CAPÍTULO 3

1. Jealous, The Biodynamics of Osteopathy, "An Introductory Overview."
2. Magoun, Osteopathy in the Cranial Field, 3 Ed. (Fort Worth, TX: Sutherland Cranial Teaching Foundation, 1976), 13–21.

NOTAS

3. Carreiro, An Osteopathic Approach to Children (Edinburgh: Churchill Livingstone, 2003), 48–51.
4. Chaitow, Cranial Manipulation: Theory and Practice (Edinburgh: Churchill Livingstone, 1999), 82–85.
5. Pick, Cranial Sutures (Portland, OR: Eastland Press, 1999).
6. Greenman, Principles of Manual Medicine (Baltimore: Williams & Wilkins, 1989). Johnston. Functional Methods (Indianapolis, IN: American Academy of Osteopathy, 1994).
7. Sutherland, W., Teachings in the Science of Osteopathy, 166–167.
8. Chaitow, 273–289.
9. Milne, The Heart of Listening (Berkeley: North Atlantic Books, 1995).
10. Jealous, The Biodynamics of Osteopathy, "An Introductory Overview."
11. Lipton, The Biology of Belief, 86–87. Lipton, "Mind Over Genes: The New Biology," http://www.brucelipton.com/article/mind-over-genes-the-new-biology.
12. Blechschmidt, The Ontogenetic Basis of Human Anatomy (Berkeley: North Atlantic Books, 2004), 229.
13. Chaitow, 27.
14. Sills, Craniosacral Biodynamics, Vol.1 (Berkeley: North Atlantic Books, 2000), 313.
15. Shea, Craniosacral Biodynamics (North Palm Beach, FL: Shea Publishing, 2004), 251.
16. Stone, Polarity Therapy (Sebastopol, CA: CRCS Publications, 1986). Upledger, Craniosacral Therapy (Seattle: Eastland Press, 1983).
17. Sills, 345.

CAPÍTULO 4

1. Jealous, The Biodynamics of Osteopathy, "Balanced Membranous Tension, nos. 1 and 2," and "The Patient's Neutral, no. 1."
2. Ho, 116.
3. Lipton, The Biology of Belief, 87. Lipton, "Insight into Cellular Consciousness," http://www.brucelipton.com/article/insightinto-cellular-consciousness.
4. Taylor, The Ethics of Caring (Santa Cruz: Hanford Mead Publishers, 1995), particularly, the chart on the inside of the back cover, "Caregiver's Vulnerabilities," provides insight into what a neutral means.
5. Lipton, The Biology of Belief, 117–118.
6. Psalms 46:10.
7. Sutherland, W., Teachings in the Science of Osteopathy, 285.
8. Bonder, 86.
9. Ibid., 104.
10. Milne, 201–202.

NOTAS

CAPÍTULO 5

1. Wilber, The Collected Works, Volume Four: Integral Psychology (Boston: Shambhala, 1999), 627–645.
2. Wilber, The Collected Works, Volume Six: Sex, Ecology, and Spirituality: The Spirit of Evolution (Boston: Shambhala, 2000), 266.
3. Hugh Milne, personal communication, September 6, 2003.
4. Greenman, 119.
5. See "Lemniscate," in Appendix 2.
6. Jealous, The Biodynamics of Osteopathy. "Rebalancing and Side Effects, nos. 1 & 2."
7. Mary Ellen Moore, personal communication, May 14, 2005.
8. Levine, Waking the Tiger: Healing Trauma (Berkeley, CA: North Atlantic Books, 1997). Jealous, The Biodynamic of Osteopathy, "Rebalancing and Side Effects, nos. 1 and 2."
9. Abrams, The Spell of the Sensuous (New York: Pantheon, 1996). Lipton, The Biology of Belief (Santa Rosa, CA: Mountain of Love, 2005), 83–86. Lipton, "Mind Over Genes," http://www.brucelipton.com/article/mind-over-genes-the-new-biology.
10. Lipton, The Biology of Belief, 83–86. Lipton, "Mind Over Genes, http://www.brucelipton.com/article/mind-over-genes-the-new-biology.
11. Milne, 112–117.
12. Buhner, 17–32.
13. Milne, 10–11, 79, 104.
14. Wilber, Volume Six, 287.

CAPÍTULO 6

1. Bamford, "Washing the Feet," Parabola 10, no. 3 (August 1985).
2. Tagore, Gitanjali: A Collection of Indian Songs (New York: McMillan, 1971), stanza no. 69, 85.
3. Milne, 106–122.
4. Lipton, The Biology of Belief, 86. Lipton, "Cellular Consciousness," http://www.brucelipton.com/article/insight-into-cellularconsciousness.
5. Sutherland, Collected Writings. Sutherland, Teachings in the Science of Osteopathy.
6. Magoun, 81–89.
7. Schopenhauer, Basis of Morality (London: Allen and Unwin, 1915).
8. Woodman, Dancing in The Flames (Boston: Shambhala, 1996), 190–197.
9. Jealous, The Biodynamics of Osteopathy, "Balanced Membranous Tension, nos. 1 and 2."
10. Morgenstern, Turning Inward (Spring Valley, NY: Mercury Press, 1999), 102.
11. Sutherland, W., Teachings, 166–167.
12. Ibid., 166–167.
13. Ibid., 166–167
14. Abrams, The Spell of the Sensuous.
15. Wilber, Volume Six, 301.

NOTAS

CAPÍTULO 7

1. Jung, 45–47.
2. Bamford, Rediscovering Sacred Science (Edinburgh: Floris Books, 1994).
3. Wilber, Volume Six, 301–309.
4. Singh, Naam or Word (Tilton, NH: Sant Bani Press, 1974), 23.
5. "The Unity of Consciousness," http://plato.stanford.edu/entries/consciousness-unity.
6. Seifriz, Protoplasm of a Slime Mold: The "Stuff of Life" (no date). Video.
7. Jealous, The Biodynamics of Osteopathy. "Perceptual Studies no. 3."
8. Pearce, The Biology of Transcendence (Rochester, VT: Park Street Press, 2004), 128–152.
9. Wilber, Volume Six, 309.

CAPÍTULO 8

1. Bonder, 104–108.
2. Free-John, The Enlightenment of the Whole Body (Middletown, CA: The Dawn Horse Press, 1978), 208.
3. Anonymous, Meditations on The Tarot (New York: Amity House, 1985).
4. Almass, Inner Journey Home: The Soul's Realization of the Unity of Reality (Boston: Shambhala, 2004), 436.
5. Ibid., 380.

CAPÍTULO 9

1. Almass, The Pearl Beyond Great Price (Boston: Shambhala, 1988), 468.
2. Las escenas finales de El Color del Paraíso contienen una hermosa representación de las fuerzas de la resurrección. Esta película retrata en forma exquisita las diferencias en la calidad de tu vida dependiendo de si eliges seguir al ego o al aliento de vida como tu principio guía. Michael Murphy, The Future of the Body (Los Angeles: Tharcher Putnam, 1992), 201–213. Anonymous, Meditations on The Tarot (New York: Amity House, 1985), Letter XX, 553–589.
3. Anonymous, 577.
4. The Isenheim Altar piece can be viewed at http://www.wga.hu/frames-e.html?/html/g/grunewal/2isenhei.
5. Rilke, The Life of the Virgin Mary (Berkeley: University of California Press, 1947).
6. Murphy, 201–213.
7. Wilber, Volume Six, 317.
8. Ray, Indestructible Truth (Boston: Shambhala, 2000), 351–355.
9. Murphy, 201–213.

NOTAS

CAPÍTULO 10

1. Post and Cavaliere, Unwinding the Belly (Berkeley: North Atlantic Books, 2003), 115.
2. Suzuki, Zen Mind, Beginner's Mind (New York: Weatherhill, 1974).
3. Milne, 206–213.
4. Levine, 15–16, 95–97.
5. Lipton, The Biology of Belief, 117.

APENDICE 2

1. Carreiro, 48–57.
2. Cochard, Netter's Atlas of Human Embryology (Teterboro, NJ: Icon, 2002), 46–48.
3. Pearce, 44–45 and 144.
4. Matsumoto, Hara Diagnosis: Reflections on the Sea (Brookline, MA: Paradigm, 1988), 174–188.
5. Sutherland, W., Teachings, 166–169.
6. Ibid., 34–35.
7. Lipton, 82–94.
8. For Karl Pribram's insights on the holographic brain, see the Web site, http://twm.co.nz/pribram.htm.
9. Pert, Molecules of Emotion (New York: Touchstone, 1997).
10. Pearce, 55–71.
11. Ibid., 92.
12. Ibid., 59.
13. Ibid., 89.
14. Ibid., 116.
15. Ibid., 122.
16. Pearce, 124. Lipton, 82–86.
17. Oschman. Pischinger.
18. Sutherland, W., Collected Writings, 233–246.
19. Ibid., 233.
20. Lipton, 117–118. Pischinger, 13–26.
21. Jealous, The Biodynamics of Osteopathy, "The Fluid Body."
22. Grossinger, Embryogenesis (Berkeley: North Atlantic Books, 2000), 794.
23. Blechschmidt, Biokinetics and Biodynamics of Human Differentiation.
24. Blechschmidt, The Stages of Human Development Before Birth.
25. Buhner, 92–93. Klocek. Lowndes, Enlivening the Chakras of the Heart (Edinburgh: Floris Books, 1999).
26. Lipton, 195–198.
27. Jealous, The Biodynamics of Osteopathy, "Ignition System, nos. 1 and 2."
28. "Lemniscate," http://www.answers.com/topic/lemniscate-1.
29. Ralph Marinelli, et al, "The Heart is not a Pump," http://www.rsarchive.org/RelArtic/Marinelli.
30. Carreiro, 48–57.
31. Pearce, 57–58.

NOTAS

32. Jealous, The Biodynamics of Osteopathy, "Midline, no. 1."
33. Matsumoto, 174–188.
34. Larsen, 174.
35. Holding, "The Involuntary Mechanism of Neurotransmitters," 5.
36. Van De Graff, Concepts of Human Anatomy and Physiology (New York: McGraw-Hill, 1999), 457.
37. Larre, 6–26, 174–175.
38. Oschman, 29.
39. M. Atkinson, R. McCraty, and W.A. Tiller, "Head-Heart Entrainment: A Preliminary Study," http://www.heartmath.org/research/research-papers/HeadHeart/index.html.
40. Grossinger, 794.
41. Jealous, The Biodynamics of Osteopathy, "Rebalancing Side Effects, nos. 1 and 2."

www.ingramcontent.com/pod-product-compliance
Lightning Source LLC
Chambersburg PA
CBHW070656120526
44590CB00013BA/989